südwest

Prof. Dr. med. Alexander Hartmann

SCHLAGANFALL

vorbeugen und behandeln

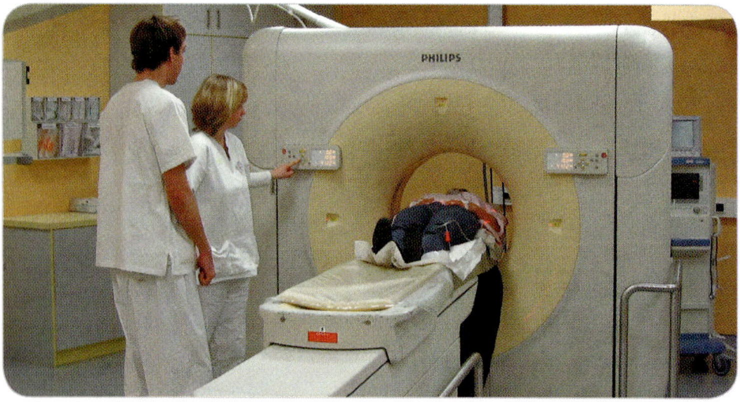

Computertomografie (CCT) zur Abgrenzung einer Hirnblutung von einem Hirninfarkt. Die CCT ist eine Untersuchungsmethode, bei der mit Röntgenstrahlen durch ein computerisiertes Verfahren innerhalb weniger Minuten dreidimensionale Schichtbilder des Gehirns angefertigt werden. Eine Gehirnblutung kann man mit diesem Verfahren sofort erkennen (siehe Seite 35).

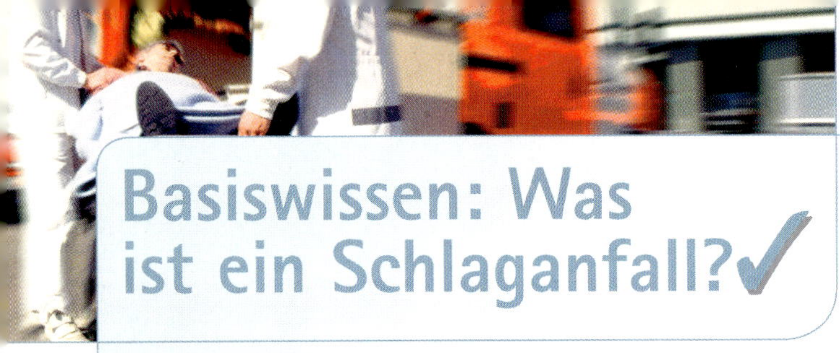

Basiswissen: Was ist ein Schlaganfall?

Der Schlaganfall gehört weltweit zu den Volkskrankheiten. In den so genannten zivilisierten Ländern zählt der Schlaganfall neben Tumorerkrankungen und dem Herzinfarkt zu den »drei großen Killern«, also denjenigen Krankheiten, die am häufigsten Todesursache sind. Kein Krankheitsbild führt so oft zu Invalidität wie der Schlaganfall. Keine Krankheit belastet das Bruttosozialprodukt durch Arbeitsausfall, Versorgung von Patienten in einer Pflegeeinrichtung, finanzielle Aufwendungen durch Versorgungsträger und Krankenkassen mehr als der Schlaganfall.

Todesursache Nummer eins

Der Schlaganfall trifft vorwiegend ältere Patienten. 50 % der Schlaganfallpatienten sind älter als 75. Das darf nicht zum Fatalismus führen, da viele Menschen heute 90 Jahre und älter werden können. Also kann auch ein älterer Schlaganfallpatient noch viele Lebensjahre vor sich haben. Die Zahl der Schlaganfallpatienten im Alter ist zunehmend, da mehr und mehr Menschen aufgrund der steigenden Lebenserwartung diesem Risiko ausgesetzt sind. Doch auch junge Menschen – sogar Kinder – können einen Schlaganfall erleiden, da einige der Ursachen (z. B. Herzerkrankungen) auch in jungen Jahren vorkommen können.

Fakten zum Schlaganfall

- 150 000 Menschen erleiden pro Jahr einen Schlaganfall in Deutschland, also ca. 400 pro Tag.
- 60 000 dieser 150 000 Schlaganfallpatienten sterben, 25 % in den ersten vier Wochen.
- Von den Überlebenden bleiben 60 % hilfs- oder pflegebedürftig. Nur etwa jeder vierte Schlaganfallpatient behält keine bleibenden Schäden zurück.
- Pro 100 000 Einwohner muss man mit 180 Schlaganfallpatienten im Jahr rechnen, Frauen sind etwas häufiger als Männer betroffen.
- In Deutschland sterben mehr Menschen am Schlaganfall als an Herzinfarkt und Lungenkrebs.
- Die Betreuung von Schlaganfallpatienten kostet den Staat pro Jahr drei bis fünf Milliarden Euro.

»Vom Schlag getroffen«

Beim Schlaganfall (auch Apoplex oder Hirninsult genannt) kommt es zu plötzlich auftretenden neurologischen Symptomen durch Funktionseinschränkungen des Gehirns als Folge einer Durchblutungsstörung des Gehirns. Diese Symptome treten schlagartig auf. Sie sind zurückzuführen entweder auf eine plötzliche Blutung in das Hirngewebe (intrazerebrale Blutung, ICB) oder auf eine akut auftretende komplette oder inkomplette, dann jedoch kritische Durchblutungsunterbrechung in einem bestimmten Gewebebezirk. Vier von fünf

Schlaganfallpatienten leiden an einer Durchblutungsstörung durch einen Gefäßverschluss und entwickeln somit einen Infarkt. Einer von fünf Schlaganfallpatienten bekommt eine Hirnblutung. Da man heute schnell klären kann, ob im Einzelfall ein »Hirninfarkt« oder eine »Hirnblutung« aufgetreten ist, sollten diese beiden Begriffe vorwiegend verwendet werden – und nicht die unspezifischen Begriffe Apoplex, Insult oder Schlaganfall.
Der Hirninfarkt entsteht durch einen plötzlichen Gefäßverschluss mit einer daraus resultierenden Mangeldurchblutung (Ischämie). Manchmal kommt es nur zu kurzfristigen Symptomen eines Hirninfarkts, einer so genannten transitorischen ischämischen Attacke (TIA). Der plötzliche Verschluss in einem kleineren oder größeren Hirngefäß entsteht durch ein Gerinnsel, das aus dem Herzen oder aus den zum Hirn führenden Schlagadern am Hals losgelöst wurde, auf die Reise geht und dann eines der Gefäße im Hirn verschließt. Je nachdem, wo das Gerinnsel im Gehirn ein Gefäß verschließt, kommt es zu spezifischen neurologischen Symptomen. D. h., jede Funktion wie z. B. Motorik, Gefühl, Sprache, Sehen oder Stand- und Gangsicherheit usw. ist einem Hirnzentrum zugeordnet.

Die Hirnfunktionen

Die meisten Areale des Gehirns haben spezielle Aufgaben, es gibt also eine hoch spezialisierte Funktionslokalisation. Für die Motorik gibt es z. B. eine Ansammlung von Nervenzellen, die nur diese Aufgaben der Stimulation der Muskulatur haben; dabei gibt es wiederum spezielle Nervenverbände für Hand, Finger, Mund, Bein etc. Gleiches gilt für das Gefühl, die Sensibilität. Die rechte Hirnhälfte (Hemisphäre) ist jeweils für die linke Körperseite zuständig. Es gibt Zentren für Wortausdruck (Sprache) und -verständnis, beide meist in der linken Hemisphäre, für Lesen, Rechnen, Sehen, Blicken, für Erkennen von Gesichtern usw. Entsprechend finden sich also grundsätzlich die Hirnareale für Motorik und Gefühl am Körper auf der anderen Seite der Ausfälle. Die Sprache ist meist in der linken Hirnhälfte lokalisiert, die Koordination von Bewegungen im Kleinhirn.

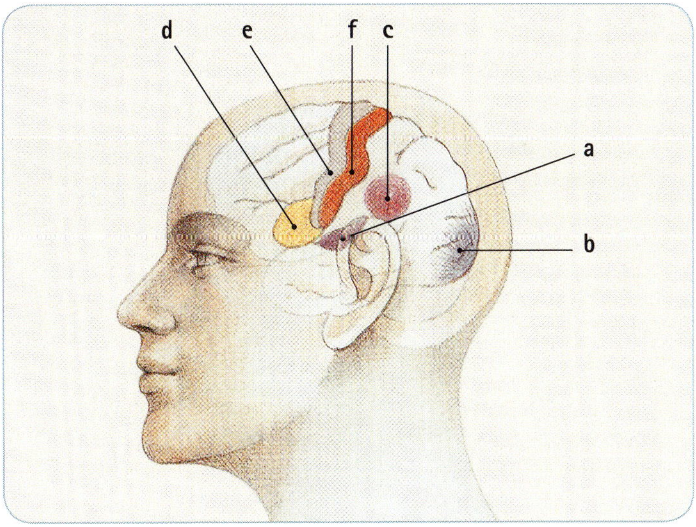

Lokalisation von Hörzentrum (a), Sehzentrum (b), Sprachregion (c) und Region für Motorik (d, e) und Gefühl (f) auf der linken Hirnoberfläche.

Das Kleinhirn steuert alle Bewegungen der Arme und Beine und der Augen so, dass sie sanft, gleichmäßig und zielsicher erfolgen. Im Hirnstamm sind wichtige Zentren für die Steuerung von Augenmuskeln, Gesichtsmotorik, Schlucken, Atmung und Herzkreislauf lokalisiert. Hirninfarkte wirken sich hier besonders fatal aus, da alle Bahnen von der rechten und der linken Hirnhälfte auf engem Raum zum Rückenmark und auch in der Gegenrichtung die Gefühlsbahnen aus der Peripherie nach Passage des Rückenmarks den Hirnstamm durchlaufen. Diese Hirnareale werden von jeweils ihnen zugeordneten Gefäßen versorgt.
Jedes Gefäß strebt zu einer bestimmten Region. Wird es durch einen Thrombus verschlossen, fällt die Funktion in dieser Region aus. Es gibt deshalb Infarkte oder TIAs, die eine Halbseitenlähmung verursachen, weil das Zentrum in der Hirnrinde (die äußere Schicht mit den grauen Zellen) für die Kraftentfaltung oder die entsprechenden Faserbahnen auf dem Weg von der Hirnrinde zum Rückenmark kein Blut erhalten. Es gibt Hirninfarkte oder Blutungen, die nur eine Handlähmung hervorrufen, nur Sprachstörungen verursachen, nur Gesichtsfelddefekte oder Störungen der Blickwendung, Gleichgewichts- oder Schluckstörungen nach sich ziehen etc.

Wo sitzt der Verschluss?

Für den Funktionsausfall ist von Bedeutung, welches Gehirnareal betroffen ist. Da sich wichtige Funktionszentren, wie z. B. das für die Sprache, das Rechnen und das Lesen, bei den meisten Menschen in der linken Hemisphäre befinden, kann es bei einem Verschluss eines entsprechenden, in diese Gewebebezirke führenden Gefäßes zu einem Ausfall der zuständigen Funktionen kommen. Der Patient kann dann nicht mehr sprechen oder keine Sprache verstehen, möglicherweise kann er nicht lesen oder auch nicht rechnen. Sind andere Zentren des Gehirns betroffen, kommt es beispielsweise auf der Körpergegenseite der betroffenen Hemisphäre (kontralateral) zu einer Lähmung von Arm oder Bein oder beidem. Betrifft die Durchblutungsstörung die hinteren Anteile des Großhirns, kommt es zu einer Einschränkung des Gesichtsfeldes zur entgegengesetzten Seite, also bei einem Hirninfarkt im rechten hinteren Hirnlappen zu einer Einschränkung des halben Gesichtsfeldes beider Augen nur nach links. Dieses wird vom Patienten nicht einmal immer bewusst wahrgenommen, sondern fällt oft erst auf, wenn er unkontrolliert gegen Gegenstände läuft (z. B. Türrahmen) oder im Verkehr Fahrzeuge und Personen in diesem Gesichtsfeld nicht wahrnehmen kann. Die spezifischen Ausfälle eines Schlaganfalls ergeben sich also aus der Lokalisation des mangeldurchbluteten Gebiets und somit auch aus dem jeweils verschlossenen Gefäß.

Die Hirngefäße

Das Blut wird aus dem vierkammerigen Herzen herausgepumpt und erreicht auf arteriellem Weg den Körperkreislauf. Von hier werden alle Organe einschließlich des Gehirns über die entsprechenden Gefäße versorgt.
Die entscheidenden Gefäße für die Durchblutung des Gehirns sind die zwei vorderen und zwei hinteren Schlagadern, also

die Arteria carotis interna und die Arteria vertebralis, jeweils rechts und links. Die Arteria carotis geht von der Brustschlagader (Aorta) aus und verläuft durch den vorderen Anteil des Halses.

In der Aufteilungsstelle der vorderen Halsschlagader in ein Gefäß für die Versorgung der Gesichtsmuskulatur (dieses Gefäß – Arteria carotis externa – hat mit einem Schlaganfall nichts zu tun) und ein anderes – Arteria carotis interna – für das Gehirn befinden sich sensible Nervenendigungen für Blutdruck- und Herzfrequenzkontrolle. Die beiden hinteren Halsschlagadern (Arteria vertebralis) gehen von den beiden großen Armarterien ab und verlaufen dann durch einen Knochenkanal im sechsten bis zweiten Halswirbelkörper aufwärts zum Hinterhauptsloch (dort, wo das Rückenmark beginnt), ver-

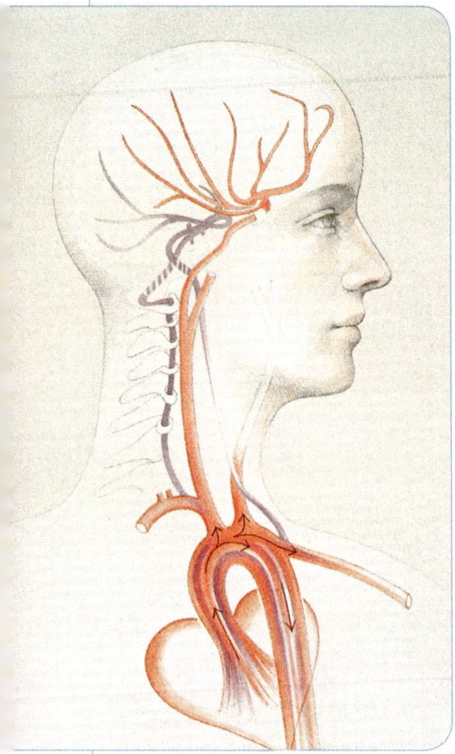

Versorgung des Gehirns mit Blut. Die Versorgung aus der großen Aorta geschieht über Halsgefäße (Arteria carotis), die in das Gehirn reichen. Dort erfolgt die Aufteilung in die Hirnarterien.

einigen sich im Schädelinneren zur Arteria basilaris und versorgen in der so genannten hinteren Schädelgrube Kleinhirn und Hirnstamm.

Die Vertebralarterien vereinigen sich nach Eintritt in den Schädelinnenraum zu einem Gefäß, der Arteria basilaris, die sich dann wiederum in die rechte und die linke Arteria cerebri posterior aufteilt und die Sehlappen versorgt.

Die Carotiden teilen sich im Schädel in die Arteria cerebri media (die mittlere Hirnarterie) und die Arteria cerebri anterior (die vordere Hirnarterie) auf. Die mittlere Hirnarterie ist die größte im Gehirn und am häufigsten vom Hirninfarkt betroffen.

An der Schädelbasis sind alle diese großen Gefäße durch einen kompletten Gefäßring (den Circulus arteriosus Willisii) verbunden. Er ermöglicht die Umleitung von Blut von vorne nach hinten und von der rechten in die linke Hirnhälfte (Hemisphäre).

Wegen der Umleitungsmaßnahmen kommt es manchmal bei einem Gefäßverschluss nicht zum Hirninfarkt.

Die Gefäße transportieren die roten Blutkörperchen in das Gefäßsystem des Schädelinnenraums, nachdem sie in der Lunge durch die Atmung mit Sauerstoff beladen wurden. Im Gehirn wird dann im arteriellen Gefäßabschnitt aus den Erythrozyten (den roten Blutkörperchen als Sauerstoffträger) der Sauerstoff abgegeben. Er diffundiert durch das Gehirngewebe und garantiert den Stoffwechsel der Hirnzellen. Der vom Gehirnstoffwechsel nicht genutzte Sauerstoff wird mit dem venösen Blut aus dem Gehirn heraus zu den beiden rechten

Einteilung der Hirninfarkte

TIA (transitorische ischämische Attacke) Symptomatik bildet sich innerhalb 24 Stunden komplett zurück

PRIND (prolongiertes reversibel neurologisches Defizit) Symptomatik bildet sich komplett innerhalb von ein bis zwei Wochen zurück

Kompletter Infarkt Unvollständige oder gar keine Rückbildung der Symptome

Progredienter Infarkt Zunehmende Symptomatik innerhalb von 24 Stunden

Herzkammern (Vorhof und Hauptkammer) zurücktransportiert. Von hier aus wird das »sauerstoffarme« Blut durch den Lungenkreislauf (den kleinen Kreislauf) geschickt und dort durch die Atmung wieder mit Sauerstoff angereichert. Dann erreicht es wieder die linke Herzhälfte, sodass der Kreislauf sich schließt.

Je länger, desto schlimmer

Der Verschluss eines Gefäßes im Hals oder im Gehirn kann den Schlaganfall auslösen. Je nach Dauer des Verschlusses dauert die Symptomatik kürzer oder länger.

TIAs sind häufig Warnzeichen für in den folgenden Stunden oder Tagen auftretende komplette Hirninfarkte. Jeder 20. Patient mit einer TIA erleidet in den folgenden sieben Tagen einen Hirninfarkt, jeder fünfte in den folgenden drei Monaten und jeder dritte in den folgenden fünf Jahren – vor allem, wenn ein Diabetes mellitus besteht oder wenn die TIA länger als zehn Minuten dauert.

Die normale Versorgung des Gehirns

Im Gehirn gibt es keine Sauerstoffvorräte; d.h. dass der Sauerstoff stets in ausreichender Menge (also mit einem gewissen Überschuss) von den Erythrozyten antransportiert werden muss. Ist die Lunge erkrankt, können auch normale rote Blutkörperchen nicht genügend mit Sauerstoff versorgt werden. Dies wirkt sich dauerhaft auf die Gehirnfunktion aus.
Das Blut wird jedoch nicht nur für den Sauerstofftransport benötigt, sondern auch für einen anderen wichtigen Energiespender: den Transport von Blutzucker (Glukose). Auch die Glukosevorräte im Gehirn sind äußerst spärlich, sodass immer ein normaler (aber nicht zu hoher) Blutzuckerspiegel vorliegen muss, um das Gehirn ausreichend mit Zucker zu versorgen. Menschen, die über einen längeren Zeitraum keine Kalorien zuführen, können nach Verbrauch der Glukoselager im Körper Funktionsausfälle des Gehirns mit Schwindel, Konzentrationsverlust und Müdigkeit entwickeln. Aus dieser Erläuterung soll klar werden, dass sowohl Sauerstoff wie auch Blutzucker konstant und regelmäßig in ausreichenden Mengen in das Gehirn transportiert werden müssen.
Da die Erythrozyten den Sauerstoff überallhin transportieren müssen, teilen sich im Gehirn die großen Gefäße bis zu einem aus Millionen winziger Gefäße (Kapillaren) bestehenden Gefäßnetz auf. Weil die Erythrozyten größer als der Durchmes-

ser dieser Kapillaren sind, müssen sie sich dort hindurchquetschen – und können das nur, weil sie ihre Form flexibel an die Fließbedingungen anpassen können. Sind sie erkrankt – z. B. bei Diabetes mellitus –, büßen sie ihre Verformbarkeit ein. Die Steuerung der Hirndurchblutung für den exakten, zeit- und ortsgerechten Antransport von Sauerstoff und Glukose erfolgt über Hirnfunktion und Blutdruck.

Hirnfunktion und Blutdruck

Die Hirnfunktion führt im betroffenen Abschnitt der Hirnleistung (z. B. beim Lesen im »Lesezentrum« auf der Hirnoberfläche) zu einem erhöhten Bedarf an Sauerstoff und Glukose. Die Mehrdurchblutung in diesem Bezirk wird geleistet, indem sich dort die Gefäße erweitern. Dadurch wird der Fließwiderstand der Gefäße gesenkt, sodass in diesem Bezirk die Durchblutung ansteigen kann. Nun gelangen mehr Erythrozyten und auch mehr Zucker in dieses Gebiet, das dann für die Funktion genutzt wird.

Die Autoregulation

Es ist einsichtig, dass die Steuerung dieser Durchblutung über die Hirnfunktion exakt und sehr kurzfristig erfolgen muss. Die Gesamtdurchblutung für das Gehirn soll möglichst konstant gehalten werden. Die Hirnfunktion muss von kurzfristigen Blutdruckschwankungen weitgehend unabhängig sein. Deshalb besitzt das Gehirn eine Eigensteuerung. Diese Unabhängigkeit vom Blutdruck wird Autoregulation genannt. Wenn der Blutdruck vorübergehend absinkt (z. B. beim Aufstehen, bei Verlangsamung der Herzfrequenz, bei unregelmäßigem Herzschlag), würde bei starrer Abhängigkeit der Durchblutung vom Blutdruck die Hirndurchblutung absinken: Es würden Durchblutungsstörungen auftreten. Dies darf aber nur für einen kurzen Moment geschehen (vorübergehendes Gefühl des Schwankschwindels beim Aufstehen, nach längerem Sitzen oder Liegen). Um zu gewährleisten, dass die Durchblutung konstant bleibt, werden dann bei niedrigem Blutdruck die Hirngefäße weitergestellt, sodass der Gefäßwiderstand sinkt (der ja der vorwärtstreibenden Kraft entgegenwirkt) und sich somit die Durchblutung wieder normalisiert. Nimmt der Blutdruck aber zu (z. B. bei Aufregung), würde die Durchblutung im Gehirn drastisch ansteigen, wenn nicht die Autoregulation die Gefäße verengen würde, sodass der Gefäßwiderstand ansteigt und die Durchblutung erneut konstant bleibt. Als Folge des Stoffwechsels im Gehirn entstehen die so genannten Stoffwechselschlacken und auch Kohlendioxid. Dieses wird über die Lunge abgegeben.

Die Versorgung des Gehirns beim Schlaganfall

Bei Patienten mit Gefäßerkrankungen (Gefäßverkalkung, Arteriosklerose) ist diese Autoregulation gestört, sodass bei niedrigem Blutdruck auch die Hirndurchblutung abfällt und bei hohem Blutdruck die Hirndurchblutung überkritisch ansteigt. So entstehen beispielsweise Hirnblutungen, weil bei hohen Blutdruckwerten das Gefäßsystem dann nicht mehr die schützende Gefäßeinengung zur Konstanterhaltung der Durchblutung garantieren kann.

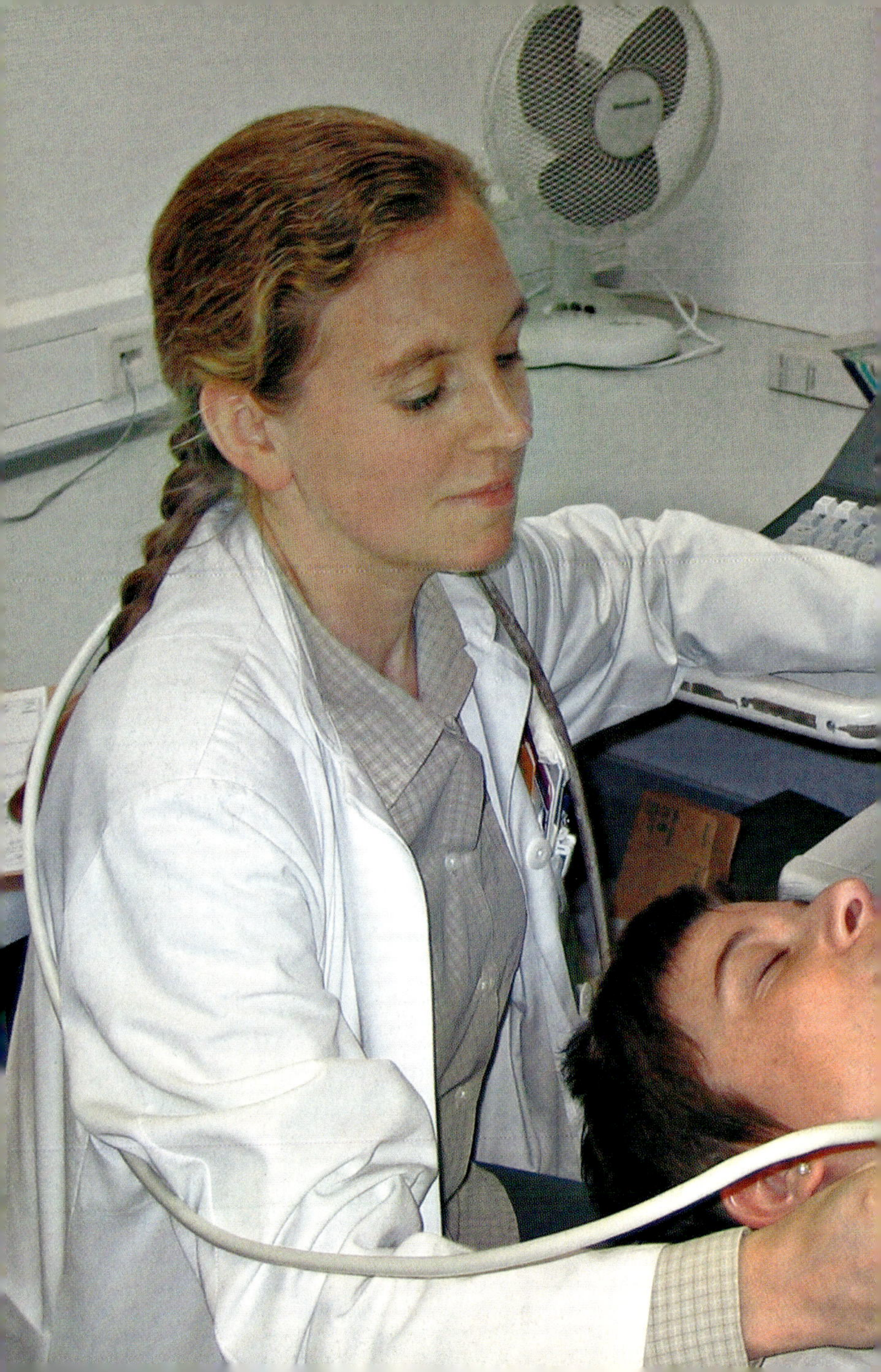

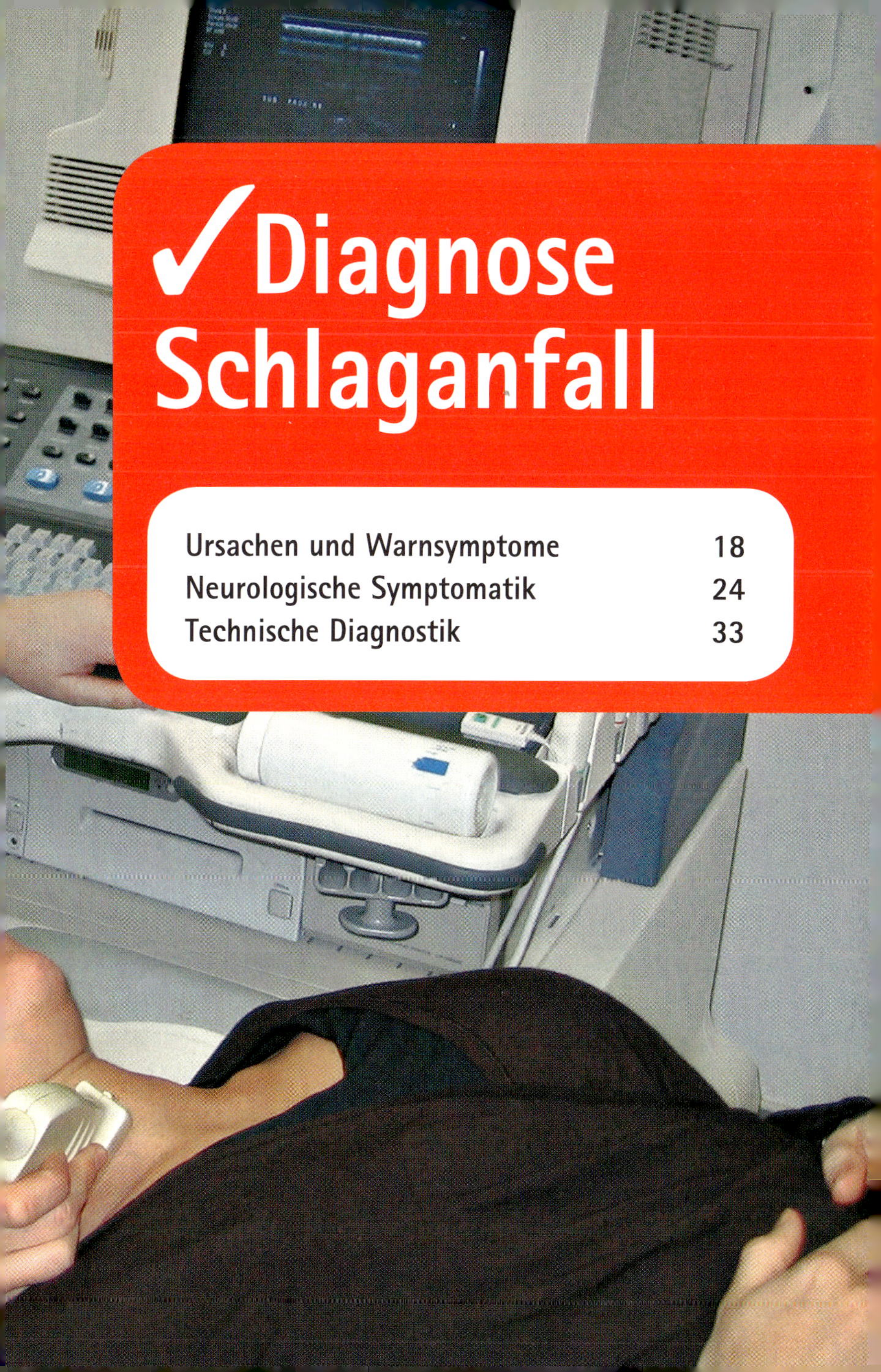

✓Diagnose Schlaganfall

Ursache Gefäßverschluss

Bei Schlaganfallpatienten verliert das Gehirn sowohl bei der Blutung wie auch beim Hirninfarkt seine Fähigkeit zur Autoregulation. Das bedeutet, dass Patienten mit Hirninfarkt bei sehr niedrigem Blutdruck eine zusätzliche Mangeldurchblutung im entsprechenden funktionsgeschädigten Bezirk erleiden und bei entsprechend hohem Blutdruck das Risiko einer Hirnblutung auftritt. Daraus folgt, dass der Blutdruck in der Akutphase keinesfalls abfallen darf und das Herz möglichst normal schlagen soll.

Voraussetzung des Infarkts ist eine Durchblutungsstörung. Diese wiederum entsteht durch Gefäßverschlüsse, zu denen die Gefäßverkalkung (auch Arteriosklerose genannt) bzw. Herzerkrankungen (siehe Seite 55f.) beitragen.

Auslöser Arteriosklerose

Arteriosklerose bedeutet eine Sklerosierung (Verhärtung) der Gefäßwände. Normalerweise sind die Gefäßwände elastisch und können sich den Druckverhältnissen anpassen. Im Rahmen der Entstehung einer Arteriosklerose durch Risikofaktoren und zunehmendes Alter kommt es zunächst zu einer Verdickung der Gefäßwand durch Einlagerung von Cholesterin, Blutzellen, später auch Bindegewebe und kalkhaltigen Salzen und somit zu einer Verdickung der Gefäßmuskelschicht. Durch diese Einlagerung werden die Wände steif. Die Innenwandauskleidung wird rau, ihre Oberfläche ist verletzt. Diese Veränderungen sind die Plaques. Dann bildet sich an dieser Stelle ein Krater: Ein Gefäßulkus (Geschwür) entsteht. Die kleinen Gerinnsel, die in den Carotiden bzw. den Vertebralarterien entstehen, bestehen aus Zusammenballungen von Blutplättchen (Thrombozyten). Die Blutplättchen sind die wichtigsten Zellelemente des Blutes für die Gerinnung. Die Zusammenballungen der Thrombozyten werden Aggregate genannt. Sie entstehen folgendermaßen: Die Plaques verengen den Gefäßquerschnitt, so genannte Stenosen sind nachweisbar. An diesen engen Stellen fließt das Blut nicht gleichmäßig, sondern wird verwirbelt. Die Thrombozyten versuchen, diese angeblich undichten Stellen abzusichern, sich auf der verletzten Gefäßwand festzusetzen. Aufgrund von Stoffwechselprodukten aus der arteriosklerotischen Veränderung kommt es dann zu einer vermehrten Ansammlung von Plättchen auf der verletzten Gefäßinnenhaut, sodass nun die genannten

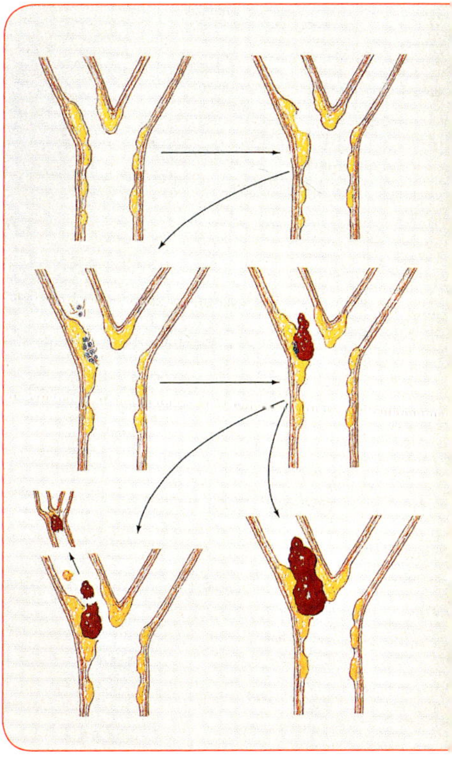

Schema der Entstehung von Plaques, der Gefäßeinengung und des Thrombus (Gerinnsels), hier an der Halsschlagader.

Plättchenaggregate entstehen. Aus diesen Aggregaten können kleine Teile abgerissen und verschleppt werden bis zu einer Stelle, z. B. im Gehirn, an der sie ein Gefäß verschließen. Auch Teile des Plaques können von der Gefäßwand abgelöst und mit dem Blutstrom transportiert werden, bis sie hängenbleiben und ein Gefäß verschließen.
Eine sehr ausgeprägte Gefäßwandverdickung oder viele Plaques an ein und derselben Stelle können später zu einer so hochgradigen Einengung des durchströmten Gefäßes führen, dass dadurch die Blutzufuhr zum Gehirn eingeschränkt wird. Die Folge ist die Unterbrechung der Sauerstoffzufuhr in diesem Gebiet. Der Hirninfarkt ist entstanden.

Risikofaktoren

All diese Veränderungen entstehen üblicherweise im Verlauf von Jahrzehnten. Je mehr und je ausgeprägtere Risikofaktoren vorliegen, desto schneller läuft dieser Vorgang jedoch ab. Die Risikofaktoren sind vielfältig; die häufigsten von ihnen: Bluthochdruck, Diabetes mellitus, Fettstoffwechselstörungen, Herzerkrankungen und Rauchen. Nikotin ist giftig für die Innenschicht (Endothel) der Gefäße, Bluthochdruck schädigt das Endothel mechanisch, Diabetes schädigt die Gefäßwand durch Verschluss kleiner Ernährungsgefäße (die die großen Gefäße für ihren Stoffwechsel benötigen). Hypercholesterinämie spielt für Arteriosklerose eine besonders große Rolle.
Bis zum 60. Lebensjahr sind Männer häufiger von Arteriosklerose betroffen. Eine genetische Neigung mit Häufung in Familien ist ebenfalls bekannt. Somit ist es sehr sinnvoll, dass

Mitglieder aus Familien mit einem Schlaganfall oder Herzinfarkt noch vor dem 50. Lebensjahr ihr Risiko berechnen lassen. Die Bestimmung der Arteriosklerose an der Carotis mit einem Ultraschallverfahren steht dabei im Mittelpunkt. Viele Herzerkrankungen sind ein Risiko für Schlaganfälle.

Der Hirninfarkt entsteht

Arteriosklerose verursacht Hirninfarkte auf vier möglichen Wegen:

→ THROMBOEMBOLIE Eine Arterie im Gehirn wird verschlossen, da aus dem Herzen oder aus den Gefäßen am Hals ein Blutpfropf (Thrombus) auf die Reise geht und das Gefäß im Gehirn verschließt. Diese Verschleppung aus dem Herzen nennt man kardiale Embolie, aus den Halsgefäßen oder der Brustraumschlagader (Aorta) arterielle Embolie.

→ ARTERIOSKLEROTISCHER VERSCHLUSS Die Gefäßwandverkalkung an den Halsgefäßen oder in den großen Gefäßen des Gehirns verschließen langsam das Gefäßlumen (Gefäßquerschnitt). Manchmal ist die Einengung so hochgradig, dass Blut nur noch ganz langsam passieren kann. Dann kommt es zu einem thrombotischen arteriellen Gefäßverschluss.

→ MIKROANGIOPATHIE Kleine Gefäße im Gehirn an funktionell entscheidender Stelle werden durch arteriosklerotische Wandveränderungen verschlossen. Diese kleinen Infarkte (oft nur wenige Millimeter im Durchmesser) werden Lakunen genannt. Jede einzelne kann trotz ihres geringen Ausmaßes bei entsprechender Lokalisation erhebliche Auswirkungen haben wie Armlähmung, Sprachstörung etc. Viele derartige Gefäßverschlüsse führen zur ausgebreiteten Gewebezerstörung und können eine Demenz verursachen.

→ **Hämodynamischer Infarkt** Manchmal kann bei ausgeprägter Gefäßeinengung noch ausreichend Blut passieren. Fällt aber der Blutdruck (in der Nacht, bei falscher Blutdrucktherapie, nach dem Aufstehen) ab oder ist das Blut eingedickt, erreicht plötzlich nicht mehr genug Sauerstoff das Gehirn. Das führt dann zum hämodynamischen Infarkt. Ältere Menschen haben ein reduziertes Durstgefühl, sie müssen also besonders auf ausreichende Flüssigkeitsaufnahme achten. Menschen mit diesen hämodynamischen Risikosituationen wachen nach nächtlichem Blutdruckabfall im Rahmen des normalen Biorhythmus oft in den Morgenstunden mit einem Infarkt auf.

Jeder Mensch sollte nach dem 55. Lebensjahr den Zustand seiner Halsgefäße mit Ultraschallmethoden untersuchen lassen, um zu erfahren, ob er bereits eine Arteriosklerose hat. Da die Arteriosklerose das Gefäß nicht immer ganz verschließt, sondern einengt, können inkomplette Durchblutungsstörungen entstehen bzw. sich kleine Gerinnsel ablösen, die nach Verschleppen ins Gehirn nur vorübergehende (passagere) Symptome hervorrufen. Sie sind als Warnsymptome für einen Schlaganfall zu verstehen.

Frühe Warnsymptome

Das Risiko für einen Schlaganfall kann deutlich gesenkt werden, wenn es bereits zu vorübergehenden Symptomen wie Lähmungen, Sprachstörungen, Sehstörungen, Schwindel,

Stürzen, Bewusstlosigkeit etc. gekommen ist, diese aber nach Minuten oder Stunden zurückgehen, also nach Ausdruck der Mediziner passagerer Natur sind und Anlass für sofortige Untersuchungen sind.

Es handelt sich dabei um so genannte transitorische ischämische Attacken (TIA), die grundsätzlich auf gleiche Art wie der vollständige Hirninfarkt ohne Rückentwicklung der Symptome entstehen, bei denen aber der Gefäßverschluss schnell wieder spontan aufgelöst wird (durch Gerinnselauflösung, Verschleppen des Gerinnsels in funktionell unbedeutendere – so genannte stumme – Regionen, Blutdrucknormalisierung oder Nutzen eines Umgebungskreislaufs). Diese TIAs haben eine identische Gefäßerkrankung zur Ursache wie der vollständige Hirninfarkt, sodass sie das Risiko eines kommenden Schlaganfalls markieren. Jeder fünfte bis dritte Schlaganfall wird durch derartige Vorboten bzw. Frühwarnsymptome angekündigt. Jeder achte Patient mit TIA erleidet im folgenden Jahr einen kompletten Hirninfarkt, wenn keine Behandlungsmaßnahmen getroffen werden.

Nimmt der Betroffene oder die Familie oder der Hausarzt diese TIA ernst und überweist den Betroffenen unverzüglich, auch wenn die TIA gestern oder vor Tagen war, in eine Spezialklinik, kann dort mit Ultraschalluntersuchungen, Bilddarstellungen des Gehirns sowie Untersuchungen des Herzens und des Blutes eine krankhafte Veränderung sofort erkannt und dann korrigiert werden. Der Schlaganfall tritt dann gar nicht erst auf. TIAs müssen also äußerst ernst genommen werden.

Neurologische Symptomatik

Die Auswirkungen einer plötzlichen Unterbrechung der Durchblutung zum Gehirn hängt davon ab, welche Hirnbezirke betroffen sind. Alle Funktionen sind im Gehirn einem bestimmten Areal zugeordnet. So gibt es ein Sprachzentrum, ein Sehzentrum, eines für das Lesen, für das Rechnen, die Erinnerung, die Bewegung der rechten oder linken Hand etc. Die Nervenzellen sind also hochspezialisiert (zum Teil können sie – glücklicherweise – nach einem Schlaganfall umtrainiert werden, sodass Funktionen wieder erlernt werden können).
Der Schlaganfall, also die Hirnblutung oder der Hirninfarkt, wird zunächst einmal durch das plötzliche Auftreten neurologischer Symptome charakterisiert. Diese akuten Ausfallerscheinungen sind in den meisten Fällen leicht erkennbar. Die Abgrenzung einer Hirnblutung (ICB) von einem Hirninfarkt ausschließlich auf dem Boden der neurologischen Ausfälle ist oft unzuverlässig (denn unabhängig von der Ursache verursacht ja jeder Schaden an einer bestimmten Stelle des Gehirns das identische Ausfallssymptom). Diese Zuordnung eines plötzlich auftretenden klinischen Krankheitsbildes zu einer ICB oder einem Hirninfarkt gelingt zuverlässig nur mit bildlichen Darstellungen des Gehirns, also der Computertomografie oder der Kernspintomografie.
Dennoch gibt es einige Leitsymptome, die für die erste Orientierung von Bedeutung sind.
Größere Hirnblutungen gehen häufig, jedoch nicht immer, mit einer Bewusstseinseinschränkung einher, begleitet von

heftigen Kopfschmerzen. Hirninfarkte mit den entsprechenden und bereits erwähnten neurologischen Ausfällen sind nur dann mit Bewusstseinsstörungen verbunden, wenn der Hirnstamm (der u.a. für die Regulation des Wachheitszustands verantwortlich ist) in der hinteren Schädelgrube, jedoch nicht das Großhirn, von einem Hirninfarkt betroffen ist.
Eines der wichtigsten Merkmale ist das urplötzliche Auftreten, manchmal nach einem oder einer Serie der Frühwarnsymptome. Folgende Symptome sollte der Laie kennen, um das Auftreten eines Schlaganfalls zu erkennen:

Symptome im vorderen Stromgebiet
(Arteria carotis interna, Halsschlagader)

→ **Hemiparese** Halbseitenlähmung; in vielen Fällen betrifft sie den Arm mehr als das Bein. Manchmal können Feinbewegungen nicht ausgeführt werden, manchmal kann der Arm gar nicht mehr bewegt werden.
→ **Monoparese** Lähmung nur eines Arms oder Beins.
→ **Zentrale faziale Parese** Halbseitige Lähmung der Gesichtsmuskulatur für Mund, Backen, Nasenflügel, geringer für den Augenschluss und in den meisten Fällen ohne Beteiligung der Stirnmuskulatur (die Stirn kann noch gerunzelt, der Mund aber nicht halbseitig bewegt werden).
→ **Motorische Aphasie** Störung des Ausdrucksvermögens und der spontanen Sprache. Die Wörter können gar nicht ausgesprochen werden, sie kommen rudimentär (»Lomotive« statt »Lokomotive«), in sich verdreht oder falsch (»Mokovive«) heraus. Sätze werden, da der Patient sein Unvermögen verspürt,

mit großer Anstrengung und häufig Ärger verkürzt ausgepresst (Telegrammstil). Gegenstände können nicht korrekt benannt, aber aus vorgesagten Alternativen korrekt ausgewählt werden, da der Patient alles versteht. Die Schriftsprache ist oft intakt.

→ **Sensorische Aphasie** Gesprochene Worte können nicht verstanden werden. Gelesenes wird nicht begriffen. Die eigene Sprache kann nicht kontrolliert werden. Häufig kommt es zu einem unverständlichen Kauderwelsch (»Viel Lärm um nichts«). Antworten sind ohne Bezug zur Frage. Oft treten motorische und sensorische Aphasie gleichzeitig auf, Lesestörungen (Alexie), Rechenstörungen (Akalkulie) und Schreibstörungen (Agraphie) kommen hinzu.

→ **Hemianopsie** Halbseitige Gesichtsfeldstörung. Diese betrifft z. B. bei einem linksseitigen Hirninfarkt das Gesichtsfeld beider Augen nach rechts. Die Sehlappen sind im Großhirn hinten angeordnet. Der Patient merkt nicht immer sein Defizit, sieht also z. B. Verkehrsteilnehmer nicht, die von rechts (oder links) kommen, läuft gegen Türrahmen einer Seite oder sieht nur die eine Hälfte der aufgeschlagenen Zeitung. Akute Blindheit beider Augen wird durch einen Infarkt oder eine Blutung in beiden Sehlappen des Gehirns hervorgerufen.

→ **Amaurosis fugax** Fliehende Blindheit. Plötzlicher, vorübergehender (fugax für fliehend) kompletter Sehverlust eines Auges durch Verschluss der zentralen Augenarterie. Dies ist zu verstehen als vorübergehende Durchblutungsunterbrechung der Netzhaut und häufig zurückzuführen auf einen arteriosklerotischen Krankheitsprozess an den vorderen Halsschlagadern. Von hier gehen kleine Gerinnsel auf die Reise und strömen in die zentrale Augenarterie (die von der Arteria carotis abgeht) ein. Auch dieses – oft nur Minuten dauerndes – Phänomen ist ein sehr wichtiges Warnzeichen.

→ **Apraxie** Unfähigkeit, komplexe Handlungen durchzuführen (Kaffee in eine Tasse einschenken und trinken).

→ **Neglect** Unaufmerksamkeit zu einer Halbseite der räumlichen Umgebung, meist bei rechtshirnigen Infarkten nach links. Bewegungen hier werden nicht beachtet, obwohl das Gesichtsfeld intakt ist. Berührungen auf einer Körperseite werden weniger registriert, Lähmungen nicht realisiert.

→ **Antriebsarmut** Manchmal ist der Patient auch nur schläfrig, schwer weckbar und mit Mühe zu Antworten oder Handlungen zu bewegen. Sinneseindrücke werden nur unvollständig und langsam verarbeitet.

→ **Gefühlsstörungen** Sie sind oft halbseitig angeordnet (wiederum kontralateral zum Infarkt) und stellen sich als Pelzigkeit, Taubheit, prickelnde Missempfindungen dar.

Symptome im hinteren Stromgebiet

(Arteria vertebralis)

→ **Plötzlicher Bewusstseinsverlust** durch Unterbrechung von Bahnen für die Wachheit im Hirnstamm.

→ **Hemianopsie** (kommt sowohl hier wie auch bei der Arteria carotis vor) Halbseitige Gesichtsfeldstörung. Diese betrifft z. B. bei einem linksseitigen Hirninfarkt das Gesichtsfeld beider Augen nach rechts. Ursache ist ein Infarkt im Sehzentrum des hinteren Anteils vom Großhirn.

→ **Sprechstörungen** Unsauberes, verwaschenes, oft auch unverständliches Sprechen durch Fehlsteuerung der Hirnnervenkerne für die Sprechmuskulatur.

→ **Schluckstörungen** durch Fehlsteuerung der Hirnnervenkerne für die Schluckmuskulatur.

→ **Doppelbilder** Alles wird doppelt gesehen, meist beim Blick in nur eine Richtung, also z. B. Gesichter, Türrahmen, Autos, Wörter etc. Ursache ist eine infarktbedingte Fehlsteuerung jener Nervenkerne und ihrer verbindenden Bahnen, die normalerweise die Augen so steuern, dass aus zwei Abbildungen auf den beiden Netzhäuten ein Bild für das Gehirn entsteht.

→ **Koordinationsstörungen** Einbuße der Geschicklichkeit bei komplexen motorischen Handlungen: Eine Hand erreicht nicht mit flüssiger Bewegung z. B. den liegenden Kugelschreiber, obwohl keine Schwäche vorliegt. Ursache ist ein Infarkt im Kleinhirn.

→ **Gang- und Standunsicherheit**

→ **Tetraparese** Lähmung aller vier Extremitäten, meist als Folge eines Schlaganfalls im Hirnstamm.

→ **Schwankschwindel**

Rückenmarksinfarkte

→ **Paraparese** Beidseitige Beinlähmung als Folge eines Rückenmarksinfarkts im Brustwirbelbereich.

→ **Blasenfunktionsstörungen** Der Urin kann nicht gehalten oder abgegeben werden.

→ **Querschnittstaubheit** Alle Gefühlsqualitäten unterhalb einer Körperlinie sind für beide Seiten gestört.

Was der Infarkt auslöst

Es gibt nur ungefähre Zusammenhänge zwischen der Größe eines Infarkts und der Schwere der Ausfälle. Fällt eine ganze Hirnhälfte (Hemisphäre) aus, kommt es natürlich zu Lähmungen, Sprach- oder Sprech-, Seh-, Gefühlsstörungen etc. Andererseits können kleine Infarkte von wenigen Millimetern Durchmesser (Lakunen) ausgeprägte Ausfälle wie halbseitige Lähmungen verursachen, wenn ein Nervenbündel getroffen ist, das auf engem Raum viele Fasern enthält.

Die häufigsten Infarkte finden sich im Versorgungsgebiet der Arteria cerebri media (mittlere Hirnarterie). Das Symptomenbild ist typisch: Die Lähmung betrifft Arm mehr als Bein, aber beide. Der Patient kann nach einer Phase der vollständigen Halbseitenlähmung in der postakuten Erholungsphase oft eher laufen als den Arm effektiv einsetzen. Ist die linke Hirnhälfte betroffen, kommt es zusätzlich zur rechtsseitigen Lähmung zu Störungen des Sprachausdrucks und des Sprachverständnisses. Ist die rechte Hirnhälfte betroffen, wird zusätzlich zur linksseitigen Lähmung ein Neglect beobachtet, d. h. der Patient nimmt die linke Raumhälfte nicht wahr und realisiert seine Lähmung oft nicht (auf Nachfrage meint er, dass doch auch mit dem linken Arm alles in Ordnung sei. Erst wenn er direkt auf die Lähmung hingewiesen wird, meint er, dass dessen Funktion wohl eingeschränkt sei. Sekunden später glaubt er wiederum, alles sei ohne Einschränkung).

Ist die Arteria cerebri anterior (vordere Hirnarterie) verschlossen, betrifft die Lähmung mehr das Bein als den Arm. Betrifft der Gefäßverschluss die Arteria cerebri posterior (hintere

Hirnarterie), fällt ein Sehlappen aus, und es kommt zu einem Gesichtsfelddefekt zur anderen Raumseite.
Wichtig sind auch andere flüchtige Warnzeichen: Manchmal gelangt ein kleines Gerinnsel aus der Halsschlagader in das Gefäß, das die Netzhaut versorgt. Die dadurch verursachte Blindheit eines Auges kann flüchtig sein; man nennt dies Amaurosis fugax (flüchtige Blindheit), die nur Minuten andauern kann. Dahinter steckt oft eine hochgradige Einengung an der Carotis. Eine flüchtige Blindheit muss daher umgehend untersucht werden; das nächste Gerinnsel, das auf die Reise geht, kann einen schweren Infarkt verursachen!
Nur die Hirnblutung verursacht Schmerzen, der Hirninfarkt nicht. Die Schmerzlosigkeit der Symptome ist kein Grund, sich beruhigt fühlen zu dürfen. Betroffen ist ja das Gehirn,

Folgezustände eines Hirninfarkts

→ **Spastik** Erhöhter Tonus der Muskulatur mit hyperaktiven Reflexen. Vor allem in der Nacht können die Spasmen schmerzhaft sein. Man kann sie medikamentös beeinflussen.

→ **Wernicke-Mann-Bild** Halbseitige Körperlähmung mit angewinkeltem, gebeugtem Arm und abgewinkeltem gestrecktem Bein. Die Patienten können aufgrund der Spastik und einer Restfunktion oft noch eingeschränkt gehen.

→ **Inkontinenz** Verlust der Kontrolle über Harnblase und Darm. Urin und Stuhl können nur unkontrolliert abgegeben werden. Kann Folge eines Rückenmarksinfarkts ein.

das keine Schmerzfasern enthält (nur die Hüllen und die großen Gefäße vor Eintritt ins Gehirngewebe).
Der Schlaganfall kann durch eine klinische Untersuchung oft schon erkannt und auch weiter eingeteilt werden. Die Abgrenzung zu einer Blutung ist nur zum Teil möglich.

Jede Minute zählt!

Auch wenn die Symptome gering erscheinen (beispielsweise die Minuten dauernde Blindheit eines Auges oder die akute Taubheit eines Armes oder »nur« eine plötzliche Handschwäche oder eine kurzfristige Sprachstörung), muss sofort gehandelt und ein erfahrener Arzt oder ein Krankenhaus aufgesucht werden! Die Betroffenen dürfen sich erst beruhigt fühlen, wenn der Schlaganfall tatsächlich ausgeschlossen ist. Es reicht nicht aus, wenn er für unwahrscheinlich erachtet wird.
Wenn bei einem Patienten klinische Symptome auftreten, die einen Schlaganfall als Diagnose nahelegen, darf keine Zeit verstreichen. Der Patienten muss unverzüglich eine entsprechenden Diagnostik und Therapie erhalten. Jede Minute zählt. Bei der intrazerebralen Blutung sind der plötzliche heftige Kopfschmerz und auch die häufig auftretende Bewusstseinstrübung auch für Laien Warnhinweise, die sie veranlassen, unmittelbar einen Arzt hinzuzuziehen. Dieser wird sofort eine Einweisung in ein entsprechendes Krankenhaus veranlassen. Das Krankenhaus muss mit entsprechenden technischen Möglichkeiten ausgestattet sein, um die weitere spezifische Diagnostik zu veranlassen.

Beim Hirninfarkt fehlen manche Zeichen, die den Laien auf die Bedrohlichkeit der Situation hinweisen: Schmerzen treten nicht auf, eine Bewusstseinstrübung wird häufig nicht beobachtet. Das isolierte Auftreten einer akuten Sprachstörung, eine halbseitige Lähmung nicht ganz kompletten Ausmaßes sind Symptome, die zwar als Folge eines Infarkts und oft eines großen Infarkts vorkommen, jedoch häufig den Patienten, seine Angehörigen und die Umgebung nicht alarmieren. Ein Arzt wird aus diesem Grund bedauerlicherweise nicht frühzeitig hinzugezogen. Dies kann sich fatal auswirken!
Es darf jedoch in keinem Fall vergessen werden, dass auch isolierte Symptome einen großen Infarkt anzeigen können und deshalb in jedem Fall sofortiges unverzügliches Handeln unbedingt erforderlich ist (siehe dazu die Umschlaginnenseiten)!

Das Rettungsteam vor Ort

Sobald Arzt oder Sanitäter eingetroffen sind, kann eine weitere fachgerechte Abgrenzung von anderen Krankheiten, die zu Funktionsstörungen des Gehirns führen, erfolgen:

→ Bei einer Migräne mit Aura kann es auch zu neurologischen Funktionsstörungen mit Seh-, Sprach- und Gefühlsstörungen am Körper und Lähmung kommen. Diese neurologischen Ausfälle entstehen jedoch nicht akut und urplötzlich, sondern über wenige Minuten (maximal vier) und sind in den meisten Fällen mit sich anschließend oder parallel einstellenden, erst einmal nicht vernichtend wirkenden, oft halbseitigen Kopfschmerzen verbunden.

→ Ein epileptischer Anfall kann auch zu neurologischen Ausfällen führen – diese jedoch erst nach dem so genannten großen Anfall, nicht als Anfangssymptom.
→ Neurologische Ausfälle bei einer Entzündung des Hirngewebes (Enzephalitis) sind meist von typischen anderen Symptomen begleitet und entwickeln sich langsam.
→ Neurologische Ausfälle, besonders aber Bewusstlosigkeitszustände, kommen bei Unterzuckerung vor.

Technische Diagnostik

Im Krankenhaus werden unverzüglich die ersten Versorgungsschritte erfolgen:
→ Ein bewusstloser Patient kommt ohne Verzug auf die Intensivstation.
→ Es wird sofort ein Zugang an einer Armvene gelegt.
→ Die Körpertemperatur wird bestimmt.
→ Der Oberkörper wird um 30 Grad hochgelagert.
→ Eine Sauerstoffsonde wird an die Nasenöffnungen gebracht.
→ Ein niedriger Blutdruck wird sofort normalisiert.

Untersuchungen im Krankenhaus

Die im Krankenhaus durchzuführende Diagnostik erlaubt es einerseits, zwischen einer Hirnblutung und einem Hirninfarkt mit eindeutiger Sicherheit zu unterscheiden und andererseits die Ursache des Schlaganfalls zu klären. Folgende Untersuchungsverfahren müssen zur Verfügung stehen:

→ **Blutuntersuchungen** zum Erkennen der Blutzusammensetzung, der Höhe des Blutzuckers, des Zustands einer Austrocknung (Dehydratation, bei älteren Patienten typisch, da sie ein vermindertes Durstgefühl haben), zur Erkennung eines Herzinfarkts (der Ursache eines Schlaganfalls sein kann), von Herzrhythmusstörungen und des Gerinnungsstatus.

Wichtigste Fragen Ist der Patient entwässert, liegt eine Blutzuckerkrise vor, ist das Blut zu dick?

→ **Elektrokardiogramm (EKG)** zum Erkennen von Herzrhythmusstörungen als Ursache des Hirninfarkts, zum Erkennen eines Herzinfarkts (der Grund für einen Schlaganfall sein kann) und zur Einschätzung der Pumpfunktion. Das EKG wird folgendermaßen durchgeführt: An Armen und Beinen sowie an der Brustwand werden Elektroden angebracht. Von diesen werden die Herzströme abgeleitet. Hier erkennt man, ob das Herz regelmäßig und in normalem Tempo schlägt und ob der Ablauf der Herzaktion geordnet verläuft oder ob das Herz unregelmäßig schlägt. Auch hier kann man einen akuten oder zurückliegenden Herzinfarkt mit dessen Lokalisation erkennen und Hinweise auf andere Veränderungen des Herzmuskels bekommen.

Wichtigste Fragen Liegt ein Herzinfarkt vor, schlägt das Herz regelmäßig?

→ **Computertomografie (CCT)** zur Abgrenzung einer Hirnblutung von einem Hirninfarkt. Die CCT ist eine Untersuchungsmethode, bei der mit Röntgenstrahlen durch ein computerisiertes Verfahren innerhalb weniger Minuten dreidimensionale Schichtbilder des Gehirns angefertigt werden. Eine

Gehirnblutung kann man mit diesem Verfahren sofort erkennen. Ein Infarkt kommt häufig erst nach mehreren Stunden zur Darstellung, allerdings gibt es oft so genannte Frühzeichen dieser Durchblutungsstörung.
Die Untersuchung bedeutet zwar eine gewisse Strahlenbelastung für den Patienten, kann aber im Gegensatz zur Kernspintomografie relativ schnell durchgeführt werden. Der Zeitaufwand ist gering, sodass Bewegungen der Patienten, die zur Qualitätsminderung der Bilder beitragen, meist vermieden werden können. Kontrastmitteluntersuchungen sind nur erlaubt, wenn der Patient keine Jodallergie hat. Schilddrüsenerkrankungen müssen bekannt sein.
Schwangere dürfen nicht in das Gerät gelegt werden. Bei ihnen ist aber ein MRT möglich, also müssen Frauen im gebärfähigen Alter mit Schlaganfall in eine Klinik mit MRT gebracht werden.
Mit moderneren CT-Techniken (CT-Angiografie) kann mittels Kontrastmittelinjektion in eine Vene auch im Frühstadium des Hirninfarkts schon ein möglicher Gefäßverschluss am Hals (Arteria carotis oder Arteria vertebralis) oder im Kopf (z. B. Arteria cerebri media) nachgewiesen werden. Dies kann unter Umständen bedeutsam sein, wenn man sich entschließt, den Verschluss am Hals innerhalb von sechs Stunden nach dem Schlaganfall zu operieren oder den Verschluss der mittleren Hirnarterie innerhalb von sechs Stunden mittels Katheterverfahren aufzulösen, also dann, wenn das Dreistundenfenster für die intravenöse Thrombolyse (siehe Seite 47f.) verstrichen ist.

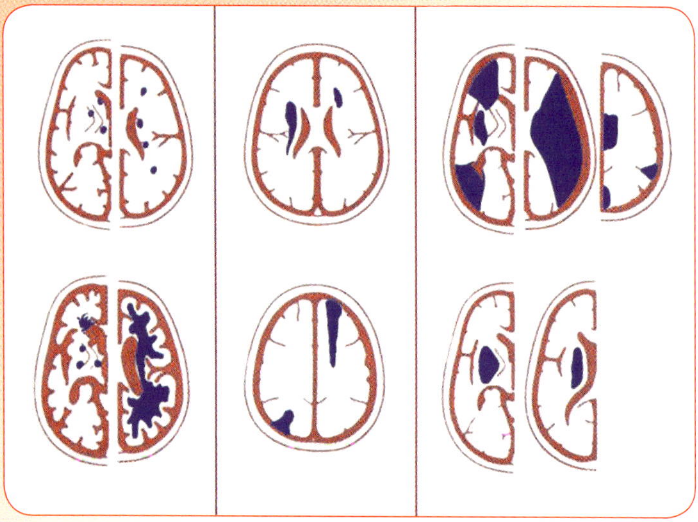

Hirninfarkttypen. Links: oben kleine Infarkte, darunter die flächige Zerstörung des faserhaltigen Marklagers. In der Mitte oben und unten kleine hämodynamische Infarkte, die bei Arteriosklerose durch Blutdruckabfall entstehen. Rechts verschiedene Territorialinfarkte, die durch Einstrom von Gerinnseln in das Gehirn oder durch lokale Thrombosen entstehen.

Wichtigste Fragen Besteht eine Hirnblutung oder liegt ein Infarkt vor? Wo liegt die Blutung? Wie groß ist die Blutung? Muss sofort operiert werden? Gibt es so genannte Frühzeichen des Hirninfarkts zur Steuerung der Therapie?

➜ RÖNTGENTHORAX zum Ausschluss einer bestehenden schweren Herzschwäche und Lungenentzündung

➜ ULTRASCHALLUNTERSUCHUNG Mit ihr können sowohl die Halsgefäße und die großen Gefäße im Gehirn als auch das Herz untersucht werden. Mechanische Schallwellen aus einer Sonde, die nicht im menschlichen Hörbereich liegen, werden von Körperstrukturen wie Gefäßwand, Blutplättchen etc. reflektiert.

Daraus werden dann Bilder der Gefäße konstruiert. Voraussetzungen sind lediglich ein Ultraschallgerät und ein Untersucher, der vor allem in der Notfallsituation erfahren sein sollte, um in möglichst kurzer Zeit und bei möglicherweise unruhigem Patienten die erforderlichen Untersuchungsergebnisse zu erzielen. Die Ultraschallsonde wird vom Arzt mit Ultraschallgel auf die Haut des Halses aufgesetzt. In der Tiefe des Gewebes können dann zum einen unterschiedliche Strukturen (z. B. Gefäße, Gefäßwand, Wandbeschaffenheit) sichtbar gemacht werden. Gefäßeinengungen oder Verschlüsse und Umgehungskreisläufe sind gut auszumachen. Zum anderen können über eine »Doppler«-Funktion Informationen über Blutfluss, Flussgeschwindigkeit und Regelmäßigkeit des Blutflusses gewonnen werden. Ein normales Gefäß kann von einem eingeengten oder verschlossenen unterschieden, Umgehungskreisläufe können dargestellt werden. Die Ultraschalluntersuchung ist nicht mit einer Strahlenbelastung oder Punktion eines Gefäßes verbunden und kann ohne Risiko beliebig oft durchgeführt werden.

Die Möglichkeiten der Ultraschalluntersuchungen sind neben der Möglichkeit, Einengungen und ihr Ausmaß zu bestimmen, groß: Nach einer Gefäßoperation kann festgestellt werden, ob der Operationsbezirk offen bleibt; der Sitz eines Stents kann nach Einsetzen überprüft werden; bei Subarachnoidalblutungen können gefährliche, die Durchblutung absenkende Gefäßkonstriktionen (Spasmen) identifiziert werden.

→ **Mit der Echokardiografie** kann das Herz durch die Brustwand (transthorakal) oder – viel genauer – beim so genannten Schluckecho (transösophageal) durch die Speiseröhre dargestellt werden. Hier untersucht man mit einem Ultraschallverfahren die allgemeine Pumpfunktion des Herzens, die Herzklappen und ihre Öffnungs-Schließ-Funktion, die Dicke des Herzmuskels, das Vorhandensein von Gerinnseln oder entzündlichen Strukturen im Herzen und kann feststellen, ob möglicherweise in der Vergangenheit ein nicht bemerkter Herzinfarkt abgelaufen ist. Auch die ersten Abschnitte der großen Körperschlagader, wo sich eine Gefäßverkalkung oder ein Gerinnsel festsetzen kann, lassen sich darstellen. Wichtig ist auch die Klärung, ob eine normalerweise nur beim Embryo vorhandene Verbindung zwischen rechtem und linkem Herzvorhof (offenes foramen ovale, PFO) vorhanden ist. Manchmal muss in die Armvene ein Kontrastmittel eingespritzt werden. Die Ultraschalluntersuchung des Herzens ist meist in der Akutsituation des Hirninfarkts nicht erforderlich, aber zu einem späteren Zeitpunkt. Unter bestimmten Umständen muss aber doch in den ersten Stunden nach dem Schlaganfallbeginn ein Gerinnsel im Herzen nachgewiesen bzw. ausgeschlossen werden. Die Technik muss also prinzipiell zur Verfügung stehen!

→ **Magnetresonanztomografie (MRT)** Diese Untersuchungstechnik zur exakten anatomischen Darstellung des Gehirns, seiner Hüllen und umgebenden, tragenden Flüssigkeiten und seiner Gefäße verwendet keine Röntgenstrahlen, sondern das Magnetfeld des Körpers. Die Untersuchung kann also auch bei Schwangeren und kleinen Kindern eingesetzt werden. Es werden in allen Ebenen bis zu ein Millimeter dünne Schichten des Gewebes dargestellt. An sich ist die Untersuchung angenehm, da keine Punktion durchgeführt wird, der Patient im Gerät liegt und nicht gewendet werden muss. Das MRT erlaubt im Rahmen der Betreuung von Gefäßpatienten auch die Darstellung der Gefäße am Hals und im Kopf, somit Verschlüsse, Stenosen, Gefäßschwämme (Angiome) und Aneurysmen.

Die Untersuchung mit der MRT ist für die meisten Patienten im Akutstadium nicht erforderlich. Das MRT (auch Kernspintomogramm genannt) gestattet zwar, spezifische Konstellationen zu erkennen, in denen entgegen dem üblichen Vorgehen auch noch zu einem späteren Zeitpunkt (nach der sechsten Stunde eines Schlaganfalls) unter Umständen eine Gerinnselauflösung durch Medikamente und ein Katheterverfahren möglich ist. Es leistet auch Hilfe, in Zweifelsfällen im sehr frühen Stadium (Minuten nach dem Schlaganfall), wenn das CCT noch normale Verhältnisse vortäuscht, einen Hirninfarkt zu identifizieren. Das ist jedoch grundsätzlich für die Akutbehandlung nicht erforderlich, da es ja erst einmal nur darum geht, mit dem CCT eine Blutung auszuschließen und anschließend innerhalb weniger Stunden über eine medikamentöse Gerinnselauflösung oder eine Operation zu entscheiden.

Das MRT kann aber auch ganz kleine Infarkte, so genannte Lakunen, erkennen. Hier würde das CT versagen. Das aber sind Ausnahmen bei der Schlaganfallbehandlung.

→ **Lumbalpunktion** Sie untersucht das Nervenwasser, den Liquor. Eine Nadel wird im unteren Lendenbereich zwischen den nach hinten ragenden Knochenspornen der Wirbelkörper in den Nervenwasserraum der Wirbelsäule vorgeschoben. Eine Rückenmarksverletzung findet nicht statt. Die Untersuchung ist bei korrektem Vorgehen weitestgehend ungefährlich und ein alltäglicher Eingriff. Sie ist nur erforderlich, wenn im Rahmen der Schlaganfallbehandlung eine Blutung mit dem CT nicht ausreichend bewiesen oder ausgeschlossen ist. Wichtig ist die Lumbalpunktion, wenn man den Verdacht auf eine Hirnhautentzündung (Meningitis) oder Hirngewebeentzündung (Enzephalitis) hat. Diese können die Symptome eines Schlaganfalls vortäuschen.

→ **Weitere Untersuchungsmöglichkeiten** Eine arterielle Angiografie mit Punktion einer Leisten- oder Armarterie und Einführen eines langen Katheters, der dann entgegen dem Blutstrom aufwärts durch die Bauchschlagader in die Halsgefäße vorgeschoben wird, ermöglicht nach Kontrastmittelinjektion und Anfertigung einer Röntgenstrahlserie die genaue Darstellung der Hals- und Hirngefäße. Diese Untersuchung wird nur durchgeführt, wenn vor einer geplanten Gefäßoperation zur Beseitigung einer Stenose letztendlich Zweifel über den Gefäßzustand anhand der anderen Untersuchungen nicht ausgeräumt werden können oder wenn kleine Gefäßaussackungen (Aneurysmen), die bluten können und deshalb operiert werden müssen, erkannt werden müssen. Diese Untersuchung darf wegen möglicher Komplikationen (Blutungen in das Gewebe an der Punktionsstelle, Gefäß-

verschlüsse durch Wandverletzung durch die Katheterspitze, Kontrastmittelnebenwirkungen, Röntgenstrahlenbelastung) nur durchgeführt werden, wenn sich unmittelbar aus den Ergebnissen Behandlungskonsequenzen ergeben.
Die Magnetresonanz-Angiografie kann für diese Aspekte heutzutage viele Antworten geben, die dann die arterielle Angiografie überflüssig machen. Oft kann hier auf Injektion von Kontrastmittel verzichtet werden.

Kennzeichen für eine Stroke Unit

Kennzeichen für eine Stroke Unit (Schlaganfallspezialstation) oder ein erfahrenes Krankenhaus:

- Speziell ausgebildetes Pflegeteam
- 24-Stunden-CT-Bereitschaft
- 24-Stunden-Laborbereitschaft
- 24-Stunden-Ultraschallbereitschaft
- Kontinuierliche bzw. regelmäßige Messung und Registrierung von:
    - Temperatur
    - Blutdruck
    - Sauerstoff
    - Herzrhythmus
- Möglichst Anwesenheit oder Konsiliartätigkeit eines Neurologen rund um die Uhr. Für die Erkennung einer derart schweren Erkrankung des Gehirns muss ein Spezialist zur Verfügung stehen. Er muss andere Krankheiten, die den Schlaganfall imitieren können (epileptische Anfälle, Hirnentzündungen, Venenthrombosen im Gehirn, Tumore etc.), sofort diagnostizieren.

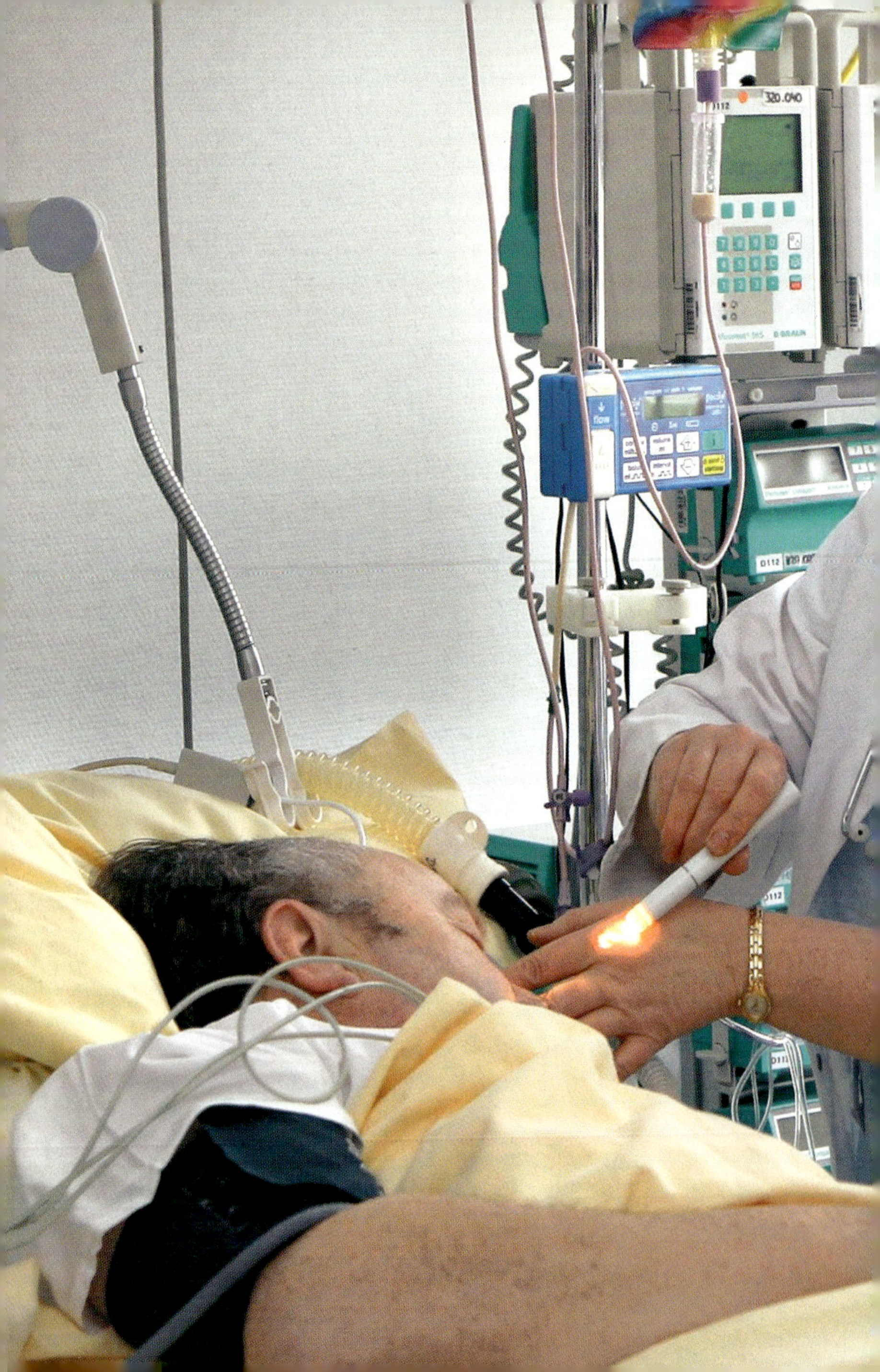
320.040

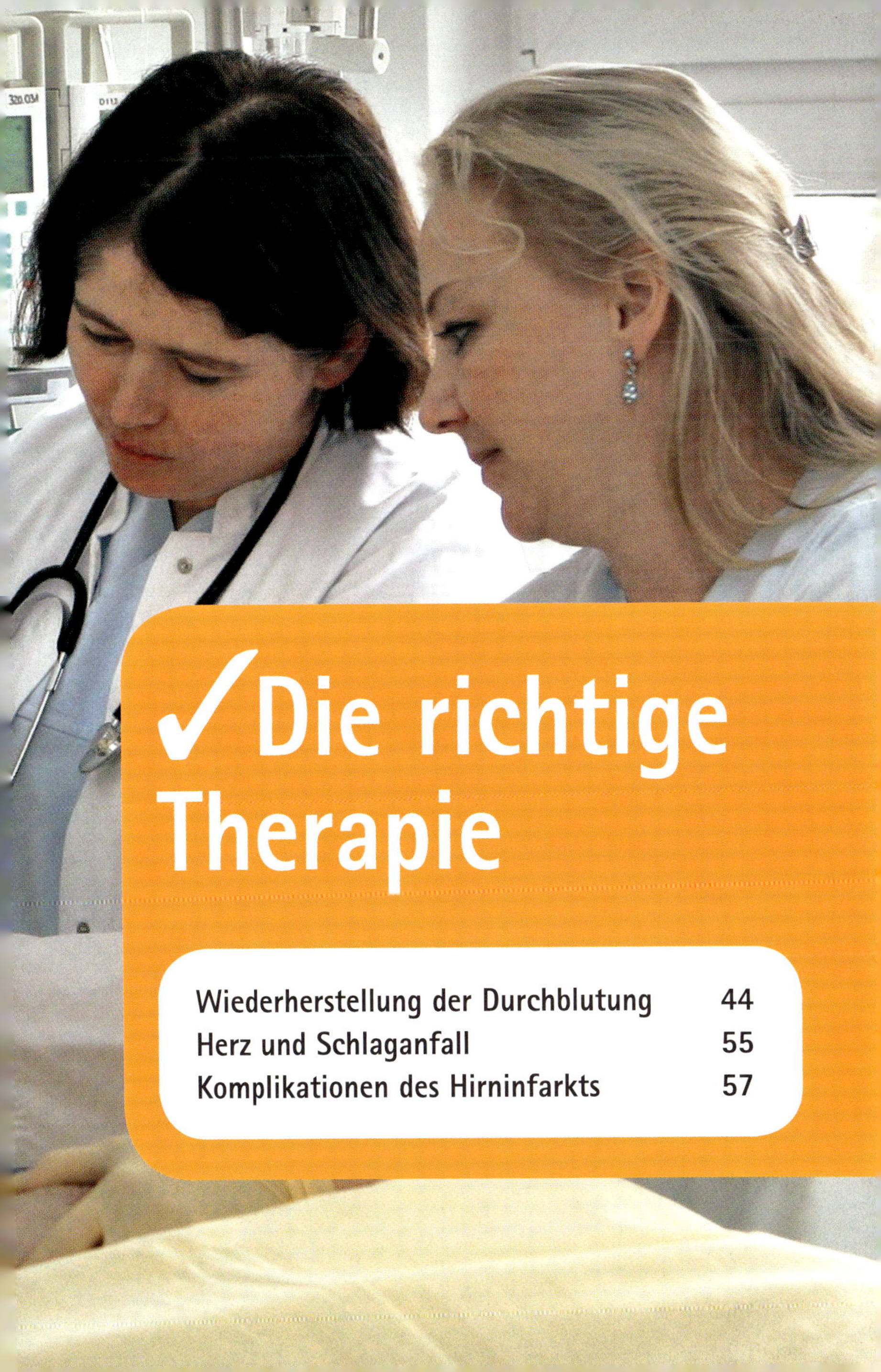

✓ Die richtige Therapie

Wiederherstellung der Durchblutung

Wenn man sich die Ursachen des Schlaganfalls vor Augen führt, nämlich die Unterbindung der Durchblutung in einem bestimmten Gewebebezirk des Gehirns durch einen Verschluss jenes Gefäßes, das in das funktionell bedeutsame Gebiet einströmt, scheint es logisch, an eine Wiederherstellung der Strombahn zu denken, um die Durchblutung wieder herzustellen. In den ersten zwölf Stunden des Hirninfarkts sind vor allem Blutdruck und Herzfunktion die entscheidenden Parameter für die Wiederherstellung der Funktion. Der Arzt versucht, über die unten genannten Einzelschritte den Hirninfarkt und seinen Schaden möglichst klein zu halten.

Erste Behandlungsschritte

- **Flüssigkeit** Die Flüssigkeitszufuhr muss ausreichend sein, eine Austrocknung unverzüglich ausgeglichen werden.
- **Blutdruck** Der Blutdruck wird etwas höher als normal eingestellt.
- **Blutzucker** Ein erhöhter Blutzucker fördert zellschädliche Stoffwechselschritte, ein erniedrigter stellt nicht genügend Energie zur Verfügung.
- **Körpertemperatur** Eine erhöhte Temperatur fördert zellschädliche Stoffwechselvorgänge.
- **Sauerstoffgehalt** Ein erniedrigter Sauerstoffgehalt behindert die Zellerholung.
- **Thrombosen** in den Venen müssen verhindert werden.

Ein schwaches Herz muss medikamentös gestützt werden, bei einem unregelmäßig schlagenden Herzen muss überlegt werden, wie die normale Rhythmusfunktion gegebenenfalls wieder hergestellt werden kann.
Oberstes Ziel ist natürlich, die Durchblutung wieder zu optimieren. Wenn es gelingt, den Gefäßverschluss frühzeitig zu beseitigen, also das Gefäß wieder zu öffnen bzw. zu rekanalisieren, kann die Durchblutung bei geringem Folgeschaden wieder normalisiert werden. Dies geschieht über die Thrombolyse.

Thrombolyse

Karotis-Endarteriektomie

Liegt ein Verschluss einer Karotisarterie vor, kann innerhalb von sechs Stunden nach Auftreten der Symptome das Gerinnsel (Thrombus) von einem Gefäßchirurgen entfernt werden. Dies ist nicht im Bereich der hinteren Schlagadern (Vertebralarterien) möglich. Die Operation darf grundsätzlich nicht nach der sechsten Stunde erfolgen. Diese so genannte Karotis-Endarteriektomie (CEA, C von Carotis) kann also nur erfolgen, wenn der Patient innerhalb kürzester Zeit nach Auftreten der Symptome in eine entsprechende neurologische Klinik (die das Krankheitsbild erkennt und einstuft) eingeliefert wird, die die Möglichkeit hat, einen Gefäßchirurgen hinzuziehen. Es hat keinen Sinn, derartige Behandlungsverfahren auf den folgenden Tag zu verschieben oder in einem Krankenhaus durchführen zu lassen, das mehr als ein bis zwei Transportstunden entfernt ist oder das mit diesen Operationen nicht umfassende Erfahrung hat. Universitätskliniken und große kommunale Häuser sind meist mit derartigen Abteilungen ausgestattet.

Angioplastie

Liegt kein kompletter Gefäßverschluss vor, sondern lediglich eine hochgradige Einengung (Stenose), kann innerhalb von sechs Stunden nach Auftreten der Symptome entweder die Einengung operativ beseitigt oder mit einer Ballonerweiterung und Einpflanzen eines so genannten Stents (Drahtrohr) die ursprüngliche Gefäßweite annähernd wieder hergestellt werden.

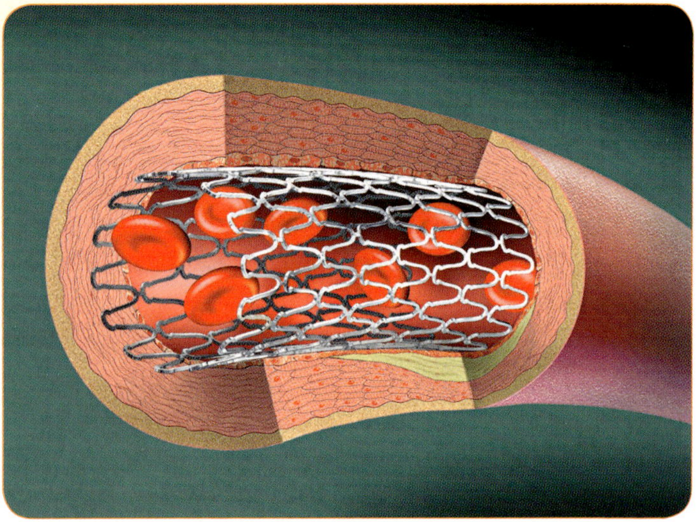

Darstellung eines netzartigen Metallstents, der die Arterie freihält und die Durchströmung mit Blut ermöglicht.

Diese so genannte Angioplastie mit oder ohne Stent-Einlage ist ein relativ neues Verfahren. Eine wissenschaftlich ausreichende Überprüfung, die entscheidet, ob das operative Verfahren oder die Angioplastie in diesem Stadium vorzuziehen ist, existiert derzeit noch nicht.
Patienten mit hohem Operationsrisiko (Herz- oder Lungenerkrankung, mehrere Risikofaktoren, vorgeschädigtes Gehirn durch Gefäßrisikofaktoren, Schlaganfälle etc.) profitieren möglicherweise eher von der Angioplastie, da hier auf die Narkose verzichtet werden kann. Patienten mit einem Schlaganfall, aber nicht wesentlichen weiteren Erkrankungen, die ein übliches Narkoserisiko haben, profitieren möglicherweise eher von der unmittelbaren Operation, da hier die Einengung tatsächlich beseitigt wird. Auch muss die Sechs-Stunden-Grenze dringend eingehalten werden.

Intravenöse Lyse

Medikamentös besteht die Möglichkeit, mittels Injektion eines gerinnselauflösenden Präparats (Thrombolytikum oder Fibrinolytikum) das Gerinnsel zu beseitigen. Es handelt sich um das gentechnologisch hergestellte Präparat rt-PA (rekombinanter Gewebe-Plasminogen-Aktivator). Diese so genannte intravenöse Lyse (Injektion des Thrombolytikums in die Vene) darf man derzeit entsprechend der Zulassung aber nur in den ersten drei Stunden nach Auftreten der Symptomatik durchführen. Wenn man berücksichtigt, dass der Transport des Patienten in die Klinik häufig eine Stunde dauert und die erforderliche Diagnostik (EKG, Blutuntersuchung, CT, klinische Untersuchung) auch etwa eine Stunde in Anspruch nimmt, hat man nur die Chance, von dieser intravenösen Lyse zu profitieren, wenn wirklich unmittelbar nach Auftreten der Symptome ein Arzt bzw. die Rettungssanitäter alarmiert werden. Ohne Zweifel ist es zu vertreten, dass bei Auftreten einer akuten neurologischen Symptomatik ohne weitere Verzögerung der Rettungssanitäter bzw. ein Arzt hinzugezogen wird, um eine notfallmäßige Einlieferung in ein Krankenhaus, das diese Behandlung durchführt, zu veranlassen.

Wichtig ist, dass die Behandlung spätestens drei Stunden nach Beginn der Symptomatik (und nicht drei Stunden nach Registrierung durch Betroffenen oder andere) eingeleitet wird, da danach die Häufigkeit der Blutungskomplikationen unter Auflösung des Gerinnsels deutlich ansteigt. Wenn z. B. ein Patient mit einer Lähmung aufwacht und nicht feststellen kann, wann in der Nacht die Lähmung aufgetreten ist, darf eine Thrombolyse nicht mehr durchgeführt werden, da der Hirninfarkt möglicherweise schon mehr als drei Stunden zurückliegt. Das bedeutet aber nicht, dass dieser Patient nicht in die Klinik gehört. Auch für Hirninfarkte von längerer Dauer als drei Stunden gibt es Behandlungsverfahren.

Je früher die Substanz gespritzt wird, desto größer ist die Rate der Gerinnselauflösungen.

Die Drei-Stunden-Grenze

Warum ist die Drei-Stunden-Grenze so wichtig? Dieses zugelassene Behandlungsverfahren ist nicht frei von Risiken. Sie ergeben sich aus dem Wirkungseffekt: Das Thrombolytikum löst das Gerinnsel auf, sodass die Strombahn wieder hergestellt wird. Zum einen kann es bei Auflösung des Gerinnsels durch das plötzliche Einströmen von Blut in den zuvor gefäßverschlossenen Infarktbezirk zu Blutungen kommen, da das Gewebe mit zunehmender Infarktdauer nicht mehr die Festigkeit hat wie ein gesundes Gehirn. Tatsächlich kommt es unter der Lyse zu einer Zunahme der Hirnblutungsrate, was sowohl Arzt wie auch Patient bzw. seine Angehörigen bei der Entscheidung über die Verwendung bedenken müssen. Zum anderen können durch die Wirkung des Thrombolytikums am gesamten Gerinnungssystem auch Blutungen an anderen Stellen des Körpers auftreten, da die Substanz in eine (Arm-) Vene gespritzt wird und von dort über die rechte Herzhälfte, dann den Lungenkreislauf und dann die linke Herzhälfte über den ganzen Körper, einschließlich des Gehirns, verteilt wird. Das ist gestattet, weil die gespritzte Substanz vorwiegend, aber leider nicht ausschließlich, an einem Gerinnsel wirkt.

Dennoch muss der Patient über Folgendes aufgeklärt werden: Unter einer intravenösen Lyse im Vergleich zu einer so genannten Plazebobehandlung (keine Gabe von entsprechenden Medikamenten) steigt das Blutungsrisiko an. Für Patienten, bei denen es nicht zu Blutungen kommt, kann nach der Thrombolyse eine verbesserte Funktion beobachtet werden. Es werden durch die Thrombolyse weniger bleibende Behinderungen auftreten als wenn der Patient nicht derart behandelt wird.

Dies ist das stärkste Argument für die Thrombolyse. Sie ist zwar nicht in der Lage, einen Infarkt gänzlich zu verhindern, kann aber die Größe durch Hemmung des Infarktwachstums beschränken.

Intraarterielle Thrombolyse

Neben der intravenösen Thrombolyse gibt es noch ein Verfahren, das es ermöglicht, die Substanz direkt an das Gerinnsel heranzuführen – die intraarterielle Thrombolyse. Hier wird ein langer Katheter nach Punktion der Leisten- durch die Bauchschlagarterie und die Arteria carotis bzw. Arteria vertebralis mit seiner Spitze direkt an das Gerinnsel herangebracht und die Substanz in das Gerinnsel gespritzt. Das aufwändige Verfahren erfordert neben dem Neurologen einen erfahrenen Neuroradiologen. Das Zeitfenster für diese Therapie beträgt sechs Stunden. Sie wird derzeit in einigen Universitätskliniken (Aachen, Berlin, Bonn, Essen, Hamburg, Heidelberg, München) durchgeführt und ist noch nicht für die allgemeine Therapie zugelassen, sodass sie als so genannter individueller Heilversuch gilt und das Einverständnis des Patienten sorgfältig dokumentiert werden muss.
Es gibt eine Situation, bei der diese Drei-Stunden-Grenze nicht eingehalten werden muss. Infarkte im Hirnstamm (dem Versorgungsgebiet der hinteren Stromarterie, der Arteria vertebralis bzw. Arteria basilaris) haben eine sehr schlechte Prognose. Hier sind u.a. Atem- und Kreislaufzentrum angesiedelt, außerdem Zentren für Wachheit (Bewusstsein) und Augensteuerung. Die Todesrate unbehandelter Patienten mit einem Infarkt im Hirnstamm ist hoch. Daher hat man die Zeitgrenze für die Thrombolyse der Arteria basilaris auf

Lyse – die Gegenanzeigen

- Bereits am Anfang der Symptomatik nachgewiesene Beimischung von Blut in den Hirninfarktbezirk (der unter der Thrombolyse zunehmen könnte)
- Hohes Alter
- Vorhandensein mehrerer anderer Krankheiten
- Fehlende Bereitschaft, das Risiko der Hirnblutung als Behandlungsfolge einzugehen
- Schlecht kontrollierbarer hoher Blutdruck
- Schlecht kontrollierbarer hoher Blutzuckerspiegel
- Schwangerschaft
- Bösartige Erkrankungen
- Gerinnungsstörungen
- Dauerhafte Einnahme von gerinnungshemmenden Substanzen (Marcumar, Heparin)
- Aspirin und ähnliche Substanzen, die viele Patienten wegen einer Herzerkrankung oder zuvor schon aufgetretener Schlaganfälle einnehmen, gilt nicht als Kontraindikation für eine Thrombolyse.

24 Stunden hinaufgesetzt, um diesen Patienten trotz der Risiken der Thrombolyse eine zusätzliche Chance zu eröffnen. Nur 5 % der in Deutschland lebenden Schlaganfallpatienten werden mit der oben geschilderten Thrombolyse behandelt (das gilt auch in etwa für alle anderen westlichen Länder). Es gibt viele Gründe, warum keine Lyse durchgeführt wird.

Ein wichtiger Faktor für die kleine Lysezahl ist immer noch der Fatalismus vieler Menschen, mit dem die Diagnose eines Schlaganfalls hingenommen wird. Der Fatalismus beruht auf der irrigen Vorstellung, Schlaganfälle würden nur alte Menschen betreffen, darüber hinaus könne man sowieso nichts tun. Beides ist falsch. Tritt der Schlaganfall z. B. in den frühen Morgenstunden auf, was oft der Fall ist, darf man nicht erst in die Hausarztpraxis gehen, sondern muss sofort in eine Klinik transportiert werden.

Akutbehandlung ohne Thrombolyse

Für 95 % der Patienten, die keine Thrombolyse erhalten, muss natürlich auch ein Behandlungskonzept angeboten werden. Dies führt uns zur Bedeutung des Blutdrucks zurück:
Wenn man sich vorstellt, dass in den ersten 12 bis 24 Stunden der Blutdruck der entscheidende Parameter für die Wiederherstellung der Hirnfunktion ist und alle Stoffwechselschritte als Folge des darniederliegenden Hirnstoffwechsels erst später eingreifen, kann man verstehen, dass in den ersten 24 Stunden über eine Steuerung des Blutdrucks eine Verbesserung der Hirnfunktion erreicht werden kann. Dies hat dazu geführt, dass der bei vielen Schlaganfallpatienten im Akutstadium nachgewiesene hohe Blutdruck anfangs nicht gesenkt wird (obwohl er bei einem gesunden Patienten natürlich niedrig-normal sein soll).
Ein Patient, der noch keinen Schlaganfall erlitten hat, muss selbstverständlich zur Prophylaxe der fortschreitenden Gefäßverkalkung einen in den meisten Fällen möglichst niedri-

gen Blutdruck haben. Bei der Hirnblutung muss der Blutdruck von Anfang an niedrig sein, um weitere Blutungen mit zunehmender Gefährdung des Lebens zu verhindern. Für die ersten Tage des Hirninfarkts gilt jedoch, dass ein systolischer Blutdruckwert von bis 200 mmHg im Allgemeinen nicht gesenkt werden sollte. Erst nach zwei bis drei Tagen muss der Blutdruck mit entsprechenden Medikamenten reduziert werden. Natürlich gibt es einige Einschränkungen für diese Therapie mit dem Ziel des erhöhten Blutdrucks.

Sekundärprävention

Bereits im Frühstadium des Hirninfarkts muss daran gedacht werden, den nächsten Schlaganfall zu verhindern. Dieser wirkt sich meist viel gravierender aus als der erste. Gerade in den ersten sieben Tagen ist die Häufigkeit des so genannten Rezidivinfarkts groß. Maßnahmen, um dies zu verhindern, gehören zur so genannten Sekundärprävention.

Da die Blutgerinnung beim Hirninfarkt eine wichtige Rolle spielt – immerhin sind es ja Gerinnsel, also Thromben, die die Gefäße verstopfen –, muss von Anfang an dafür gesorgt werden, dass weitere Thrombozytenaggregate nicht gebildet werden, um so einen drohenden und dann oft lebensbedrohlichen weiteren Infarkt zu verhindern. Folgende Medikamente werden eingesetzt:

→ »Aspirin«/ASS Dies ist der Firmenstandardname (es gibt noch andere Bezeichnungen) für Acetylsalicylsäure, die am häufigsten eingesetzte Substanz. Standarddosis 100 mg/Tag, selten bis 300 mg/Tag, in den USA aufgrund langjähriger Praxis sehr viel höher mit mehr Nebenwirkungen wie z.B. Magenschleimhautreizung. Manchmal wird versucht, mit Magenschutzmitteln (»Protonenhemmer«) die Verträglichkeit zu verbessern. Es gibt ASS auch in einer Form, in der sie umhüllt ist, damit sie erst im Dünndarm aufgelöst wird und so die Magenschleimhaut nicht reizt. Heutzutage geht man davon aus, dass 100 mg/Tag ausreichend sind. Ab 150 mg/Tag steigt das Risiko einer Hirnblutung. Diese Sekundärprävention soll, falls toleriert, lebenslang eingenommen werden, es sei denn, dass Risikofaktoren dauerhaft beseitigt werden können.

→ **Clopidogrel** Als Plavix oder Iscover im Handel. Der Substanzgehalt in beiden Firmennamen ist identisch. Man nimmt 75 mg/Tag, wenn ASS nicht vertragen wird, also z.B. eine Magenunverträglichkeit besteht oder sich herausstellt.

→ **Dipyridamol** Wird zur Schlaganfallprophylaxe nur in Kombination mit ASS eingesetzt.

→ **Ticlopidin** Ähnlicher Effekt wie Clopidogrel, aber effektiver. Problematisch: manchmal Wirkung auf das Blutzellbild.

→ **Heparin** Es wird nur eingesetzt, wenn entweder das Gerinnsel aus dem Herzen kommt (bei Vorhofflimmern, Herzklappenerkrankungen, nach Herzklappenersatz) oder Thromben im Herzen (also nicht nur Aggregate) nachgewiesen sind. Dies nennt man Antikoagulation, die sehr exakt mit Gerinnungsanalysen überwacht werden muss. In erster Linie dient sie in einer niedrigeren Dosierung der Verhinderung von Beinvenenthrombosen und Lungenembolien, die beim liegenden Patienten gehäuft auftreten. Heparin kann nur gespritzt werden, entweder in die Vene oder in das subkutane Fettgewebe.

→ PHENPROCUMON Ein Vitamin-K-Antagonist, wird vor allem bei Schlaganfällen eingesetzt, die in den Hirnvenen auftreten (Hirnvenenthrombose), bei Schlaganfällen der Arterien durch Herzerkrankungen, z.B. Vorhofflimmern, offenes foramen ovale, bei Herzinfarkt u.a.

Herz und Schlaganfall

Das Herz pumpt das Blut durch den Körper. Ist das Herz schwach, kann das Blut nicht in erforderlicher Menge in alle Organe transportiert werden. Das Gehirn kann dieses nur bedingt durch eigenständige Veränderung der Gefäßweite kompensieren (Autoregulation; siehe Seite 14f.). Bei einem Schlaganfall versagt diese Autoregulation, sodass das Herz unmittelbar die Durchblutung des Gehirns bestimmt. Wenn das Herz unregelmäßig (Arrhythmie), zu langsam (Bradykardie) oder zu schnell schlägt (Tachykardie), wird Blut nicht ausreichend aus dem Herz ausgepumpt. Es verbleibt immer ein Teil in den Herzkammern; das kann dann Thromben bilden. Wenn diese abfließen, können sie Gefäße anderer Organe, eben auch Hirngefäße, verschließen, sodass es zum herzbedingten (kardialen) Schlaganfall kommt. Auch wenn ein Herzinfarkt auftritt, kann das Herz nicht ausreichend pumpen, sodass sich im Herzen Thromben bilden können. Manchmal kommt es auch zum Übertritt von Blut aus den Körpervenen, die die rechte Herzseite erreichen, damit Blut zur Sauerstoffbeladung in die Lunge gepumpt wird, in die linke Herzseite. Der Grund ist, dass sich ein Loch in der Herzschei-

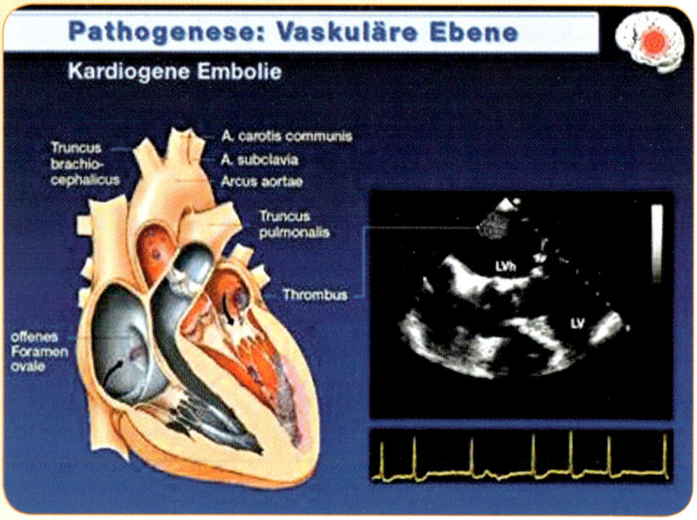

Auf der linken Seite sieht man die Herzkammern mit einem kleinen Loch zwischen rechtem und linkem Vorhof. Hier können sich Gerinnsel bilden, die in das Gehirn einfließen. Auf der rechten Seite ist ein Ultraschallbild von diesem offenen foramen ovale (PFO; siehe Text).

dewand, das beim Embryo angelegt und benötigt wird, nach der Geburt irrtümlich nicht verschließt. Dies ist ein offenes foramen ovale (engl.: patent foramen ovale = PFO). Bilden sich in den Beinvenen Thromben, können sie nun durch das PFO in die linke Herzkammer übertreten und ausgepresst werden. So entstehen Hirninfarkte als Folge von Beinvenenthrombosen. Das PFO kann mit dem Ultraschallverfahren (Schluckecho) nachgewiesen werden. Gerinnsel im Herzen entstehen auch bei Klappenerkrankungen, nach Herzklappenersatz (vor allem mechanischer Klappenersatz im Gegensatz zur Bioklappe).

Ist als Ursache des Schlaganfalls ein kleines PFO erkannt, wird ASS 100 mg bis 300 mg/Tag eingenommen. Kommt es zu einem erneuten Hirninfarkt, wird der Patient antikoaguliert (siehe Seite 104).
Ist zusätzlich zum PFO ein so genanntes Vorhofaneurysma nachgewiesen worden, wird von vorneherein antikoaguliert. Das PFO kann mit einem so genannten Schirmchen verschlossen werden, wenn es trotz Antikoagulation zum erneuten Infarkt kommt oder wenn die Antikoagulation nicht vertragen wird. Große PFO können von vorneherein verschlossen werden.

Komplikationen des Hirninfarkts

Sekundäre Hirnblutung

Die Therapie des Hirninfarkts beinhaltet auch den Einsatz von Plättchenhemmern, die die Gerinnung beeinträchtigen. Unter manchen Bedingungen müssen Patienten mit einer oralen Antikoagulation behandelt werden, entweder weil der Schlaganfall aus einer Herzerkrankung herrührt, wie beispielsweise beim Vorhofflimmern, oder weil der Patient andere Erkrankungen hat, die diesen Schritt erforderlich machen, z. B. eine Beinvenenthrombose. Unter dieser Behandlung steigt das Risiko der Einblutung in den Infarkt (hämorrhagischer Infarkt) oder sogar in andere Hirnareale oder Körperorgane. Vor allem beim Sturz können große Hämatome auftreten, sodass Patienten, die oft stürzen, nur mit großer Zurückhaltung antikoaguliert werden.

Diejenigen Patienten, die Marcumar und zusätzlich wegen epileptischer Anfälle so genannte Antiepileptika erhalten, müssen die Vorschriften für beide Therapieformen exakt befolgen und dürfen nie die Tabletteneinnahme vergessen. Die für den Patienten empfohlene Dosis der Plättchenhemmer und Antikoagulanzien muss ebenfalls penibel eingehalten werden.
Beim Marcumar ist das noch wichtiger, weil das Hirnblutungsrisiko hoch ist und von Jahr zu Jahr der ununterbrochenen Gabe ansteigt. Der Patient darf aber die Medikation nicht einfach absetzen.

Hirnödem

Das Gehirn reagiert auf jeden Schaden seines Stoffwechsels mit einer Ansammlung von Flüssigkeit in den Zellen (Hirnödem). Wenn dieses Ödem nicht mehr von den Zellen gehalten werden kann, sammelt es sich zwischen den Zellen im Stützgewebe an und kann sich nahezu ungehindert entfalten, zumal dann aus den Blutgefäßen Flüssigkeit nachströmt. Diese Hirnödemmengen lassen den Hirndruck ansteigen, weil ihr Volumen zu den normalen Anteilen im Schädelinneren (Hirngewebe, Blut, Nervenwasser) hinzukommt und der Schädel nur begrenzte Mengen aufnehmen kann.
Die Folge ist, dass durch den steigenden Hirndruck das Gewebe sich selbst abdrückt, z. B. am Übergang des Gehirns ins Rückenmark (im großen Hinterhauptsloch) und auch im Hirnstamm, genauer im Mittelhirn. Hier sitzen wichtige Strukturen wie Bahnen, die die Wachheit vermitteln, oder das Atem-

zentrum über dem Hinterhauptsloch, deren Funktionsbehinderung das Leben des Patienten ganz erheblich gefährdet.
Es gibt nur wenige Maßnahmen, dieses Hirnödem zu beeinflussen. Eine der Behandlungsmöglichkeiten ist die Entlastung des Gehirns durch Entfernen eines großen Knochendeckels über dem Infarktgebiet. Das gibt der geschwollenen Gehirnhälfte die Chance, sich vorübergehend nach außen zu verlagern und den Druck auf die lebenswichtigen Funktionsareale zu senken. Mittlerweile ist gesichert, dass diese Hemikraniektomie die Todesrate dieser höchst gefährdeten Patienten senkt. Nur ist nicht geklärt, ob sich auch ihr Funktionszustand verbessert. Der entfernte Knochendeckel – etwa handtellergroß – wird nach Monaten wieder eingesetzt und wächst meist gut mit seinen Rändern an. Er kann auch durch eine künstliche Platte ersetzt werden.

Epileptische Anfälle

Sie treten nach dem Hirninfarkt häufig auf, und zwar, weil der Gewebedefekt (Infarkt) die geregelten elektrischen Abläufe stört. Patienten mit epileptischen Anfällen nach Schlaganfall müssen mit Medikamenten – so genannten Antiepileptika – behandelt werden. Diese müssen regelmäßig eingenommen und ihre Wirkung überprüft werden.
Der Patient muss weiterhin sein Hirn schützen durch absolute Alkoholkarenz (Alkoholmissbrauch und Absetzen nach Missbrauch provozieren das Auftreten von Anfällen), regelmäßiges Essen, Unterlassen von Hungerkuren und regelmäßigen Schlaf.

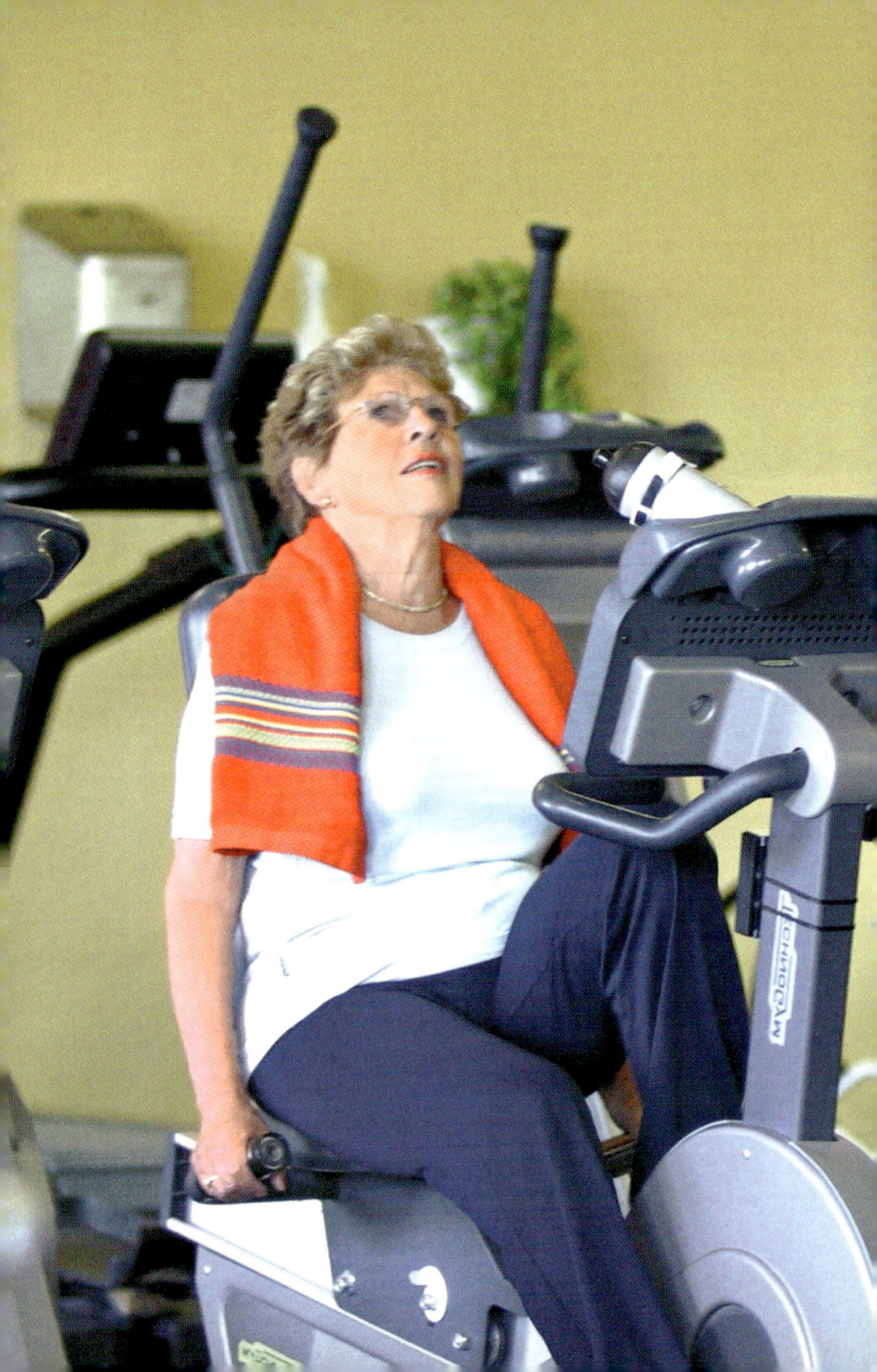

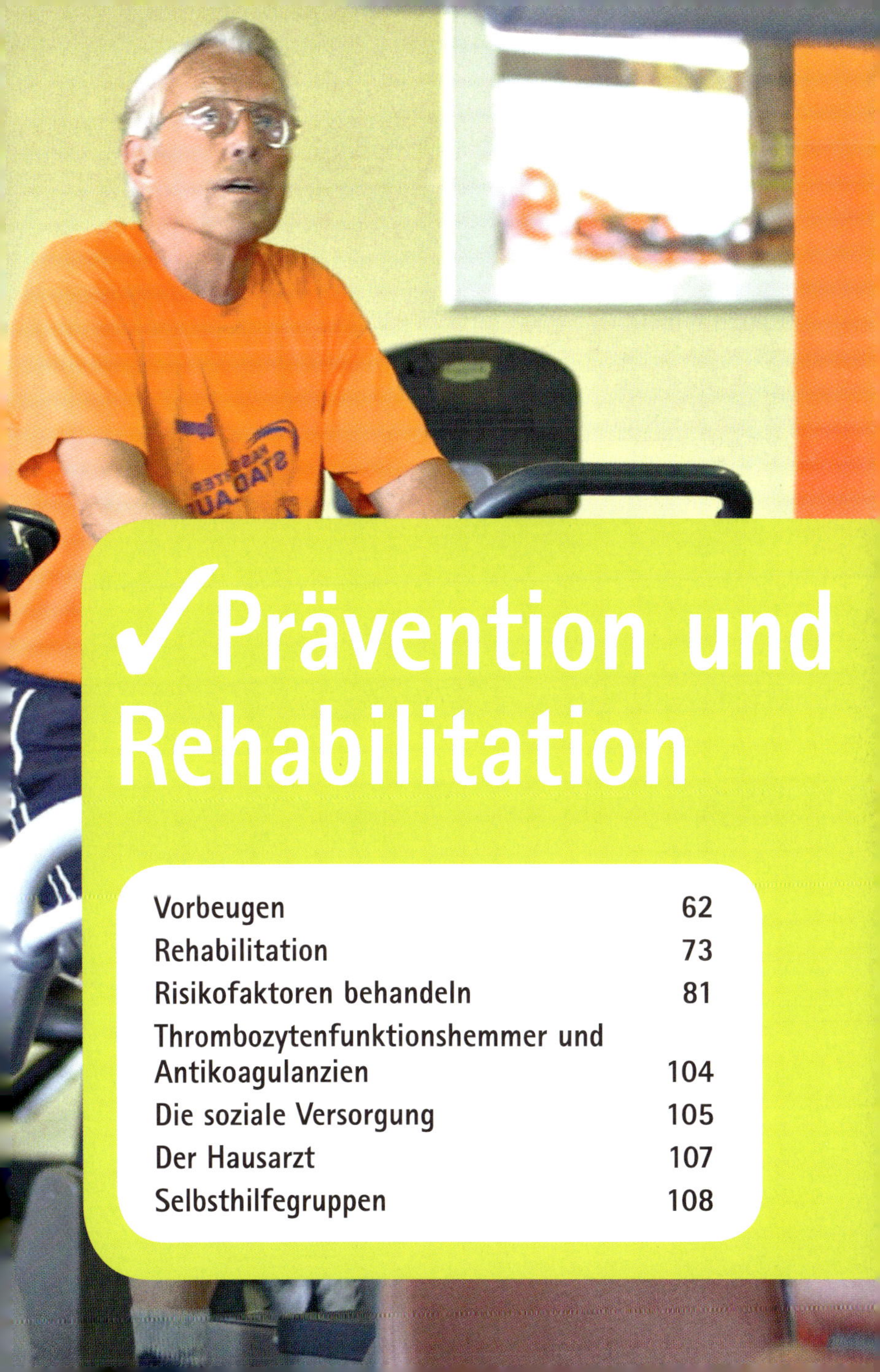

✓ Prävention und Rehabilitation

Vorbeugen

In den ersten zwölf Monaten kostet jeder Schlaganfall rund 19 000 Euro, die lebenslangen Kosten betragen 90 000 bis 100 000 Euro. Vorbeugen ist billiger. Das beginnt schon beim Menschen, der noch keinen Schlaganfall hatte, aber durch so genannte Risikofaktoren gefährdet ist. Diese Vermeidungsbehandlung nennt man Primärprävention.

Primärprävention

ASS oder Clopidgrel (siehe Seite 53f.) werden bei der Primärprävention nicht gegeben, nachdem Studien an Tausenden von Patienten, die zuvor keinen Schlaganfall hatten, keinen

Maßnahmen der Primärprävention

- Dreimal pro Woche je 30 Minuten Sport treiben
- Gesunde Ernährung: Obst, Gemüse, mediterrane Kost, wenig Fleisch
- Blutdruck normalisieren: Diät, Ausdauersport, gegebenenfalls Medikamente
- Zuckerkrankheit vermeiden oder behandeln: Diät, Bewegung, Antidiabetika
- Herzerkrankungen behandeln
- Fettstoffwechselkrankheiten vermeiden
- Rauchen beenden (nicht nur reduzieren)
- Orale Antikonzeptiva gegebenenfalls absetzen

schützenden Effekt vor Schlaganfällen (aber vor Herzinfarkten und vor Migräne) zeigten.
Ausnahmen, bei denen vor einem Schlaganfall doch ASS gegeben wird, liegen vor, wenn:
- Eine ausgeprägte Arteriosklerose per Sonografie nachgewiesen wurde
- Im MRT trotz unauffälliger Anamnese (Krankengeschichte) so genannte stumme Infarkte nachgewiesen wurden
- Eine Entfernung der nachgewiesenen Einengung im Halsbereich nicht möglich bzw. nicht sinnvoll ist (z. B. bei hohem Narkoserisiko)
- Risikofaktoren trotz guter Behandlung nicht beseitigt werden können
- Frauen über 45 Jahre Risikofaktoren besitzen

Sekundärprävention

Die Vermeidung eines zweiten Schlaganfalls nennt man Sekundärprävention. Sie muss bezüglich der Risikofaktoren genauso konsequent erfolgen wie die Primärprävention. Es kommen dabei aber noch weitere Möglichkeiten hinzu.
- Gabe von Thrombozytenfunktionshemmern
- Gefäßoperationen
- Katheterbehandlung der Gefäße

Man kann das Risiko eines zweiten Schlaganfalls nach der Tabelle auf der folgenden Seite berechnen. Ergibt die Summe drei Punkte und höher, besteht ein vierprozentiges Schlaganfallrisiko pro Jahr, also beispielsweise in den kommenden zwölf Jahren 50 %.

Risiko des erneuten Schlaganfalls (Rezidiv)

Lebensalter höher als 65 bis 75 Jahre	**1 Punkt**
Lebensalter höher als 75 Jahre	**2 Punkte**
Bluthochdruck (Hypertonie)	**1 Punkt**
Zuckerkrankheit (Diabetes mellitus)	**1 Punkt**
Herzinfarkt (Myokardinfarkt)	**1 Punkt**
Andere Herzerkrankungen	**1 Punkt**
Periphere Gefäßerkrankung	**1 Punkt**
Raucher	**1 Punkt**
Vorgehende TIA oder Schlaganfall	**1 Punkt**

Endarteriektomie und Angioplastie

Nach einem Hirninfarkt oder einer TIA wird eine Stenose (Einengung) der ACI im Rahmen der Sekundärprävention operativ entfernt, wenn ihr Ausmaß 70 bis 95 % des Gefäßlumens beträgt. Das Risiko für einen Schlaganfall wird um 60 % gesenkt. Die Indikation bei einer 50- bis 70 %-igen Stenose ist mit Skepsis zu stellen, bei Stenosen unter 50 % ist das Schlaganfallrisiko unter medikamentöser Therapie grundsätzlich geringer als das Risiko, durch die Operation einen Schlaganfall zu erleiden oder zu sterben. Hier operiert man also grundsätzlich nicht.

Voraussetzungen für eine derartige Operation:

→ Der Einengungsgrad (Stenose) sollte bei mindestens 70 % liegen.

→ Das Gefäß darf nicht komplett verschlossen sein.

→ Der Patient muss die erforderliche Narkose gut vertragen. Operationen in Lokalbetäubung sind nur selten möglich.

→ Das Risiko des operierenden Teams beträgt maximal 5 %.

Nimmt der Patient bereits ASS, muss es vor der Operation nicht abgesetzt werden, aber Clopidogrel einige Tage vorher durch ASS ersetzt werden.

Sie dürfen sich im Übrigen einem Operateur nur dann anvertrauen, wenn er Ihnen zusagen kann, dass seine persönliche Komplikationsrate (operationsbedingter Schlaganfall oder Tod) unter 6 % liegt, also höchstens jeden 17. Patienten betrifft.

Die Endarteriektomie erfolgt meist in Vollnarkose (nur ganz selten in Lokalanästhesie). Ein kleiner Schnitt am Hals verschafft Zugang zur Carotisarterie. Das Gefäß wird oberhalb und unterhalb der Einengung vorübergehend abgeklemmt, damit der Operateur in so genannter Blutleere arbeiten kann und die Einengung sieht. Dies ist der kritische Moment, da nun die Blutzufuhr zum Gehirn unterbrochen ist. Dann werden das Gefäß eröffnet, die Einengung entfernt, ein kleines Gefäßersatzpräparat (patch) eingesetzt und Gefäß und dann der Hals wieder zugenäht.

Eine Alternative zur Operation ist die Katheterbehandlung mit einer Ballonerweiterung der Einengung und Einsetzen eines röhrenförmigen elastischen Drahtnetzes (Angioplastie mit Stent). Es verhindert, dass die Einengung wieder zurückschnurrt. Das Einengungsmaterial (Gefäßkalk) wird in die Gefäßwand gedrückt. Hierzu ist keine Allgemeinnarkose erforderlich, sodass dieses bisher nicht ausreichend untersuchte Verfahren bei folgenden Bedingungen eingesetzt wird:

- Ungünstige Narkosebedingungen des Patienten
- Erneute Gefäßeinengung nach Endarteriektomie
- Gefäßeinengung nach Strahlentherapie (z. B. bei Hals-Nacken-Tumoren)
- Hochsitzende Stenose unter der Schädelbasis, die die Endarteriektomie nicht erreichen kann

Stenosen im Schädelinneren können nicht operiert werden. Sie werden nur angioplastisch behandelt, wenn unter ASS erneute Zeichen einer Durchblutungsstörung auftreten und nicht ein zu niedriger Blutdruck Ursache der Mangeldurchblutung ist.

Die Angioplastie sieht zunächst verführerisch aus, da eine Vollnarkose nicht erforderlich ist. Patienten, die zusätzlich zum Schlaganfall andere Erkrankungen haben – vor allem eine Herzschwäche oder eine Lungenerkrankung –, sind Kandidaten für diese Behandlungsmöglichkeit. Doch auch die Angioplastie kann Probleme bereiten:

- Die Platzierung des Stents kann schwierig sein.
- Es können Gerinnsel in das Gehirn verschleppt werden und einen weiteren Schlaganfall auslösen.
- Das behandelte Gefäß kann an der Innenwand einreißen.
- Der Stent kann falsch sitzen, sich lösen oder deformieren, sodass die Stenose nicht beseitigt wird oder erneut auftritt.

Wie auch bei der Operation können durch den plötzlichen Einstrom größerer Blutmengen (weil ja die ursprüngliche Gefäßweite wieder hergestellt wurde) Hirnblutungen auftreten.

Zusammengefasst lässt sich feststellen: Es ist nicht das ideale Behandlungsverfahren, das grundsätzlich die Operation ersetzt.

Behandlung einer Gefäßeinengung

Die Frage ist, ob man eine so genannte asymptomatische (ohne Symptome) Einengung mit einer Operation oder einer Angioplastie behandelt oder nur Plättchenhemmer gibt. Die Entfernung einer derartigen Einengung wäre verlockend, da man so zunächst die Spitze des Eisbergs beseitigt hätte. Unter der Oberfläche schlummern aber noch die Risikofaktoren, die die Arteriosklerose weiter zunehmen lassen. Das ist jedoch nicht der Hauptgrund, mit Operationen bei asymptomatischen Stenosen zurückhaltend zu sein. Der wirkliche Grund ist, dass mit einer medikamentösen Plättchenhemmung und einer Korrektur der Risikofaktoren das Risiko eines zukünftigen Schlaganfalls niedriger ist als das Operationsrisiko, wenn der Stenosegrad unter 60 % liegt.

Erst Medikamente, dann Operation

Das Risiko des Auftretens eines Schlaganfalls nimmt mit dem Stenosegrad zu. Erst ab einem Stenosegrad von 60 % senkt die Operation das Schlaganfall- und Todesrisiko über einen Fünf-Jahres-Zeitraum um die Hälfte gegenüber einer medikamentösen Prophylaxe. Diese günstige Konstellation gilt eher für Männer als für Frauen und für Ältere eher als für Jüngere. Voraussetzung ist, dass das Operationsrisiko des behandelnden Krankenhauses kleiner als 3 % sein muss!

Das Verfahren der Angioplastie mit Stent ist noch nicht ausgereift genug, um es bei diesen asymptomatischen Stenosen einzusetzen.

Hirnvenenthrombosen

Gerinnungsstörungen, Hirnhautentzündungen, Bestrahlungen des Gehirns bei der Tumortherapie oder die Einnahme der Antibabypille können zur Bildung von Thrombosen in den Hirnvenen – also den Blutableitern – führen. Auch nach einer Entbindung kann aufgrund der Umstellung des Gerinnungssystems eine Venenthrombose in den Beinen oder im Kopf entstehen. Dann staut sich das Blut in den Venen des Gehirns, sodass es aufgrund des unzureichenden Bluttransports zu so genannten venösen Infarkten oder auch Blutungen kommt. Die Symptome wie zunehmende Kopfschmerzen, Bewusstseinsstörungen, Lähmungen und epileptische Anfälle entstehen oft über Tage und nicht so urplötzlich wie beim arteriellen Hirninfarkt.

Das Risiko liegt in der ausgedehnten Hirnschädigung, Entwicklung von Hirndruck und Entstehung von Blutungen. Diese Krankheit muss schnell erkannt werden (am sichersten mit dem MRT). Mit einer gerinnungshemmenden Behandlung (erst Heparin, dann Marcumar o. Ä.) kann sie gut behandelt werden – aber eben nur so und vor allem schnell!

Hirnblutung

Eine Hirnblutung ist für 10 bis 15 % der Schlaganfälle verantwortlich. Sie entsteht meist durch Zerreißen eines Gefäßes, häufig als Folge eines Bluthochdrucks, aber auch bei unzureichend kontrollierter Behandlung mit gerinnungshemmenden Substanzen wie Antikoagulanzien (z. B. Heparin oder Phenprocumon/Marcumar).

Angeborene Gerinnungsstörungen können ebenfalls Ursache einer intrazerebralen Blutung sein. Blut tritt nach Einriss der Gefäßwand in großen Mengen in das Hirngewebe ein, zerstört es und steigert den Druck im Gehirn. Typisches Erstzeichen sind plötzlicher Kopfschmerz und oft Bewusstlosigkeit.

Die ungünstigsten Chancen bei einer Hirnblutung haben Patienten mit großen Blutungen, Diabetiker, Hypertoniker, Patienten, die schon zu Anfang bewusstlos sind, und Patienten, die ASS oder einen anderen Plättchenhemmer einnehmen.

Eine Hirnblutung vermehrt das Gesamtvolumen im Schädelraum. Neben dem Hirngewebe, dem Nervenwasser und dem Blut in den Gefäßen befindet sich nun auch freies Blut im Hirngewebe. Da der Schädelknochen (die so genannte Schädelkalotte) sehr fest ist, kann dieses Mehrvolumen nur toleriert werden, indem andere Anteile verdrängt werden, z. B. Nervenwasser oder Hirngewebe. Das kann zu ganz erheblichen Komplikationen führen, da das Hirngewebe abgedrückt wird. Es kommt zu einer so genannten Einklemmung mit Druckschädigung wichtiger Zentren an Knochenrändern im Hinterhaupt oder dem Zeltdach (Tentorium), einer harten Haut zwischen Großhirn und Hirnstamm.

Daraus ließe sich ableiten, dass es sehr sinnvoll ist, die Hirnblutung im Frühstadium operativ zu entfernen, bevor es zu solchen Einklemmungserscheinungen (die eine hohe Sterberate nach sich ziehen) kommt. Nachteil dieser Blutung ist jedoch, dass das Blut im Hirngewebe (Parenchym) sitzt und mit der Entfernung des Blutes auch große Teile des Hirngewebes selbst entfernt werden. Dies führt zu einer erheblichen Funktionsbeeinträchtigung des Patienten, auch wenn er das akute Krankheitsbild überlebt. Darüber hinaus ist der Eingriff sehr gefährlich, da ja teilweise auch funktions- oder gar lebenswichtige Gewebebezirke entfernt werden. Heutzutage werden derartige Operationen bis auf einige wenige Ausnahmen, über die Neurologen entscheiden müssen, im Allgemeinen nicht mehr durchgeführt.

Nur bei ausgeprägter Zunahme des so genannten Hirndrucks (des Drucks in der Schädelkalotte) wird gelegentlich eine Kraniektomie durchgeführt. Diese besteht darin, dass ein großer Teil der Schädelkalotte operativ entfernt wird, sodass das Hirngewebe nach außen ausweichen kann.

Wenn der Patient diese Operation übersteht, kann nach einigen Monaten der Knochendeckel wieder eingesetzt werden. Auch dieser Eingriff ist aufwändig und riskant und wird nicht in jedem Krankheitsstadium und nicht von jedem Patienten vertragen. Es müssen also ausführliche Gespräche zwischen Patient und den Neurologen und Neurochirurgen (die diese Operation durchführen) stattfinden, bevor ein derartiger Eingriff im äußersten Fall gewagt wird.

Eine medikamentöse Auflösung der Hirnblutung im Hirngewebe gelingt im Allgemeinen nicht, da die Blutungen meist zunehmen, der Druck auf das Gehirn steigt und nicht abnimmt. In der Umgebung der Hirnblutung kommt es häufig

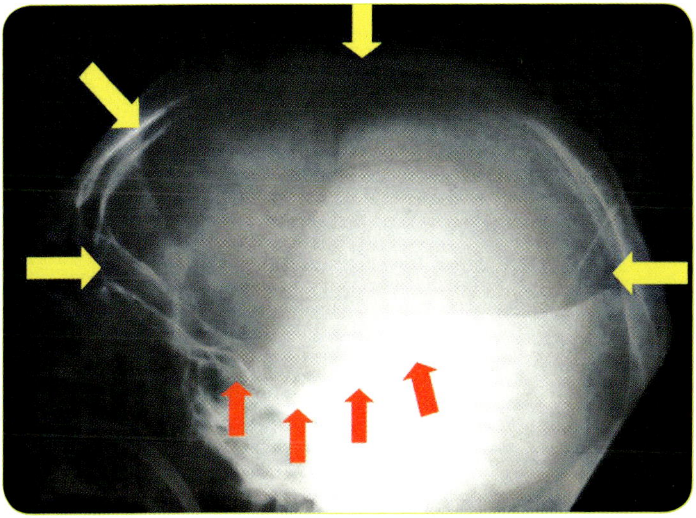

Schädel mit Andeutung einer Hemikraniektomie (halbseitige Entfernung des Schädelknochens) zur Hirndrucksenkung beim malignen Infarkt.

zu einer krankhaften Wasseransammlung (Ödemansammlung). Es gibt medikamentöse Verfahren, diese Wasseransammlung, die zusätzlichen Druck auf das Gehirn ausübt, zu beherrschen.
Die chirurgischen Behandlungsmöglichkeiten bei der Hirnblutung sind sehr gering, die Senkung des Blutdrucks steht im Vordergrund der Bemühungen.

Subarachnoidalblutung

Bei 2 bis 5 % der Schlaganfälle kommt als Ursache des Schlaganfalls eine Subarachnoidalblutung infrage. Hier platzt an meist typischer Stelle eine kleine sackförmige Missbildung (nur wenige Millimeter im Durchmesser), die angeboren ist, da sich an dieser Stelle die an sich mehrschichtige Gefäßwand nicht korrekt entwickelt hat. Meist sind die betroffenen Patienten, wenn sie ihren Schlaganfall erleiden, jünger als 40 Jahre. Das Blut tritt zwischen Hirngewebe und der weichen Hirnhaut ein, da hier die Gefäße passiert werden müssen, um das Gehirn zu erreichen und sich genau hier die Missbildungen (Aneurysmen) ausbilden. Dieser dünne, flächenhafte Raum – der Subarachnoidalraum – enthält auch das Nervenwasser (Liquor).

Klinische Anfangszeichen der Subarachnoidalblutung (SAB) sind urplötzliche heftigste Kopfschmerzen, die bei oder kurz nach körperlicher Belastung auftreten, da der plötzliche anstrengungsbedingte Druckanstieg im Kopf (z. B. Pressen beim Stuhlgang, Beischlaf, Extremsport) das angeborene Aneurysma platzen lässt. Manchmal sind die Schmerzen so heftig, dass man vom Vernichtungskopfschmerz spricht. Hinzu kommen Übelkeit und Erbrechen. Es treten Herzrhythmusstörungen und Blutdruckschwankungen auf. Weniger als die Hälfte der Patienten ist anfangs bewusstlos, jeder zehnte Patient entwickelt einen oder mehrere epileptische Anfälle. Patienten mit einer SAB gehören ohne Verzögerung in eine neurologische Klinik.

Die Diagnose wird mit Nachweis von Blut im CCT gesichert. Falls die Blutmengen zu gering sind, kann die Nervenwasserpunktion (Lumbalpunktion = LP) im Bereich der Lendenwirbelsäule weitgehend Sicherheit verschaffen. Die Angiografie weist das Aneurysma nach, das dann operativ möglichst früh verschlossen wird, um Nachblutungen und andere Komplikationen zu vermeiden.

Die anfänglichen Behandlungsmaßnahmen beinhalten

- Überwachung der Vitalfunktionen (Kreislauf, Herzrhythmus, Atmung)
- Ausreichend intensive Schmerztherapie (da jeder Stress die Rezidivblutung hervorrufen kann)
- Leichte (!) Beruhigung
- Behandlung des Brechreizes
- Vermeidung von Stuhlverstopfung

Die Behandlungsmöglichkeiten nach der ersten Blutung sind ausgezeichnet. Der Neurochirurg kann die sackförmige Missbildung (Aneurysma) mit einem Metallclip unterbinden und somit das Risiko weiterer Blutungen minimieren. Neuroradiologen können manchmal die Aneurysmen mit einer Kathetertechnik mit Material (coils) verschließen und das Blutungsrisiko senken. Vor allem bei klinisch wenig beeinträchtigten Patienten müssen diese Maßnahmen früh durchgeführt werden.

Rehabilitation

Die Rehabilitation hat zum Ziel, den Funktionszustand des Gehirns zu verbessern und dem Patienten zu ermöglichen, möglichst viele Kontrollfunktionen seines Lebens selbst auszuführen. Dazu gehören rehabilitative Maßnahmen für Motorik, kognitive Funktionen (also das, was man mit intellektuellen Leistungen umschreiben kann), Sprachfunktion, Emotionen, Kontrolle von Blase und Darm, Wiedererlangen der Schluckmöglichkeit u.v.a.m. Die Rehabilitationsmaßnahmen müssen früh beginnen (in einer so genannten Akutrehabilitation), und zwar schon auf der Stroke Unit (siehe dazu Seite 75f.). Die Maßnahmen müssen ausreichend lange durchgeführt werden.

Häufig muss die stationäre Phase von einer ambulanten Rehabilitation gefolgt sein. Bei vielen Patienten, z.B. nur mit infarkt- oder blutungsbedingten Sprachstörungen, reicht eine ambulante Therapie aus. Diese entreißt den Patienten nicht der häuslichen Umgebung, sodass eine frühe Wiedereingliederung in das soziale Umfeld möglich ist.

Kognitive Störungen

Die linke Hirnhälfte ist meist für Sprachfunktionen, die rechte für räumliche Orientierung und Ausführungsgeschicklichkeit verantwortlich. So gehen rechtskörperliche Lähmungen (die von Störungen der linken Hirnhälfte verursacht werden) oft mit Sprachproblemen einher, linkskörperliche Lähmungen oft mit Einschränkungen der Ausführungsgeschicklichkeit bzw. räumlichen Orientierung (im Raum, dreidimensionales Sehen, Einschätzen von Distanzen oder Geschwindigkeit).

Die Sprachfunktionen betreffen Benennungsschwierigkeiten (Anomie), Wortversprecher (z.B. »Ich lege das auf den Fisch« statt »...Tisch«), Probleme mit der Satzstruktur, Wiederholungsfehler bei Wörtern (Leitungsaphasie), Verständnis von Sätzen und Wörtern (Wernicke-Aphasie), der Spontansprache (Broca-Aphasie).

Auch wenn die Kommunikation erschwert ist, müssen die Angehörigen versuchen, mit den Patienten normal zu reden. Meist verstehen sie Tonart und Wortsinn sehr genau, sodass der Versuch, mit ihnen in einer abgekürzten Sprache (wie mit einem Baby) zu kommunizieren, unsinnig ist. Es gelingt oft, sich bei Problemen per Schrift und Bild zu verständigen.
Leseprobleme werden Dyslexie genannt, Rechenstörungen Akalkulie und Schreibstörungen Agraphie. Auffassungsprobleme betreffen das Sehen (visuelle Perzeptionsstörung), Hören (auditive) und Berührung (sensible Perzeptionsstörung). Sie werden häufig durch Schlaganfälle der rechten Hirnhälfte hervorgerufen.

Phasen der Rehabilitation

Die Kosten der Rehabilitation tragen für Berufstätige die Rentenversicherung (BfA, LVA), für Rentner und Sozialhilfeempfänger Versorgungsamt, Sozialversicherung oder Krankenversicherung.
Die gesamte Strategie der Rehabilitationsbehandlung wird in mehrere Phasen eingeteilt.

Phase A – Akutbehandlung im Krankenhaus

Schwer betroffene Patienten sind anfangs auf der Stroke Unit oder Intensivstation, dann auf der Normalstation. Die Rehabilitation beginnt bereits auf der Stroke Unit. Sie setzt sich zusammen aus:

- Physiotherapie, also der Krankengymnastik
- Ergotherapie, der Beschäftigungstherapie

- Logopädie, Sprach- und Sprechtherapie
- Neuropsychologischer Therapie zur Wiedererlangung der inneren Selbstständigkeit

Schon jetzt wird auf die Blasenkontrolle geachtet: Nach schweren Infarkten oder Blutungen treten oft Blasenstörungen auf, sodass der Patient – oft nur vorübergehend – einen Katheter benötigt. Manchmal bleibt trotz früher Rehabilitation der Blase eine Dranginkontinenz mit plötzlichem Harndrang zurück. Diese lässt sich durch den Urologen oft medikamentös behandeln; sonst muss ein künstlicher Ableiteweg für den Urin verwendet werden, um dauerhafte Infektionen des Harntrakts zu vermeiden.

Die Hälfte der Patienten entwickelt nach einem Schlaganfall eine Depression. Sie beginnt oft nach wenigen Tagen, manchmal erst Wochen nach dem einschneidenden Ereignis. Der Antrieb ist vermindert, die Stimmung gedrückt, der Patient mutlos und verzagt. Er grübelt, kapselt sich ab, verweigert Kontakte, ist vom Affekt verändert, manchmal auch aggressiv, leidet unter Appetitmangel und fühlt sich unwohl. Hier ist oft zusätzlich zur Psychotherapie medikamentöse Hilfe notwendig.

Phase B – Frührehabilitation

Sie beginnt in der Klinik oder einer Rehabilitationseinrichtung. Der Patient ist noch sehr pflegebedürftig, kann nur begrenzt mitarbeiten und benötigt intensive ärztliche Betreuung.

Diese Phase wird bereits nach wenigen Tagen eingeleitet und soll den Patienten zu einem möglichst frühen Zeitpunkt in einen stabilen Zustand versetzen. Krankengymnasten, Logopäden, Schlucktherapeuten arbeiten mit den Ärzten und dem Pflegepersonal zusammen. Der Patient soll früh im Bett mobilisiert werden oder mit Hilfe das Bett verlassen. Das verhindert internistische Komplikationen wie Harnwegsinfektionen, Lungenentzündungen, Venenthrombosen, Herzschwäche und Blutdruckinstabilität. Geistige Funktionen – die so genannten kognitiven Funktionen – werden stimuliert. Sie wiederum ermöglichen bzw. sind Voraussetzung für eine Verbesserung von Motorik, Sprache und Verstehen.

Die Familienangehörigen sind jetzt besonders gefragt. Sie helfen bei der Sprachtherapie, beim Lesen, Rechnen, ermöglichen die motorischen Funktionen (der Weg zurück ins Leben), wecken die Steigerung der Aufmerksamkeit der Patienten, unterstützen bei den schweren Anforderungen an die Motivation, verhindern depressive Phasen. Hier setzt der Aufbau der Kommunikation an.

Jede Unterstützung ist gefragt, um den Betroffenen in die eigene Selbstständigkeit zurückzubringen. Nicht alle Funktionen des Gehirns liegen danieder, auch wenn der Patient stumm im Bett liegt. Die Verarbeitung der Gehörfunktionen ist meist intakt: Jedes Umgebungsgeräusch wird wahrgenommen und meist verarbeitet, auch wenn Reaktionen ausbleiben. Vertraute Geräusche (z. B. Stimmen von Angehörigen und Freunden) werden wahrgenommen und stützen die Emotion. Der Wille zur Eigenleistung wächst enorm. Bei Einbindung von Familie und Freunden kann oft auf Antidepressiva verzichtet werden, obwohl sie natürlich Patienten auch

einmal aus einem emotionalen Tal des Verzagens herausholen können.
Den Erfolg bemerkt man erst später, wenn viele Funktionen der Kommunikation wieder arbeiten. Dann werden die Leistungen der Familie durch eine deutliche Besserung enorm honoriert.
Wichtig ist das sensomotorische Training: Hier werden einfache Handlungen der gelähmten Glieder (Greifen nach einem Buch oder der Brille) immer wieder, konstant und geduldig geübt. Die Funktionsverbesserung mit dieser Methode ist wesentlich besser als eine gymnastische Standardtherapie. Eine Muskelstimulation mit schwachem Strom ist nicht wirksamer; auf sie sollte zugunsten des sensomotorischen Trainings verzichtet werden.
Die Möglichkeiten des Gehirns zur Kompensation des geschädigten Hirnbezirks lassen sich wie folgt auch naturwissenschaftlich ausdrücken.

Grundlagen der Funktionsverbesserung

- Nicht abgestorbene Neurone nehmen ihre Funktion wieder auf.
- Leitungsbahnen erstrecken sich in benachbarte Zellverbände.
- Parallel laufende Bahnen werden genutzt.
- Erhaltene Leitungsbahnen werden für die Nervenreizung genutzt.
- Motorische Funktionen nicht betroffener Muskeln können Bewegungsausfälle kompensieren.

Selbstverständlich gibt es Grenzen der Belastbarkeit. Auf die Herzleistung muss bei der Krankengymnastik Rücksicht genommen werden, da unter Umständen ein krankes Herz nur geringe Leistungssteigerungen seiner Pumpkraft gestattet. Die Patienten müssen die Bemühungen und das Ziel verstehen; dies fällt dementen Patienten oft schwer. Nicht immer gestattet das infarktgeschädigte Gehirn die gewünschte Motivation; hier ist Verständnis für die beschränkte Mitarbeit wichtig. Wünsche der Therapeuten und Angehörigen an den Patienten können aufgrund von Sprachstörungen nicht immer verstanden werden. Hier hilft der Logopäde. Patienten können an einer Apraxie leiden. Das bedeutet, dass die Umsetzung der Aufforderungen in eine motorische Handlung gar nicht möglich ist. Das kann einfache Gesten (Heben eines Wasserglases, Abschiedswinken) oder auch komplizierte Handlungsabläufe wie z.B. Eingießen von Tee in eine Tasse, Anheben der Tasse und Trinken betreffen. Die Angehörigen müssen wissen, dass es sich um vorübergehende Phänomene handeln kann, sie also selbst nicht verzagen dürfen.

Phase C – frühe Kooperation

Der Patient ist bewusstseinsklar und kooperativ, benötigt jedoch noch viel pflegerische Hilfe. Er nimmt aktiv an den Maßnahmen der Frührehabilitation teil. Die Apraxie weicht oft zurück, der Patient zeigt Bemühungen der Mitarbeit. Viele Patienten können schon auf der Bettkante sitzen. Man kann sie schon überzeugen, ihre gelähmte Seite betont und vermehrt einzusetzen. Dies ist das Taubsche Training.

Phase D – frühe Mobilisation

Der Patient verlässt das Bett, er sitzt in einem Spezialstuhl, der ihn hält. Mit Hilfe lernt er laufen. Er benötigt wenig pflegerische Hilfe, hat nur Funktionsstörungen in Teilbereichen. Aktive Gymnastik im Wasserbad oder Laufbandtraining mit Gewichtsunterstützung verkürzen die Zeit bis zur kompletten Mobilisation.

Phase E – ambulante oder stationäre Rehabilitation

Die ambulante Rehabilitation (»Reha«) verkürzt die stationäre Rehabilitation. Der Patient mit ambulanter Reha lebt im Kreis seiner Familie. Hier sind die Möglichkeiten der seelischen Unterstützung besonders groß.
Die berufliche Rehabilitation wird angestrebt. Die Familie wird in allen Bereichen in die Rehabilitation einschließlich sozialer Integration eingebunden und ist eine große Hilfe bei Änderung der Lebensführung. Sie kann die Situation nutzen, um ihre Lebenspraxis, Ernährungsgewohnheiten und Bewegungsintentionen zu überdenken und zu verbessern. Es ist beispielsweise selbstverständlich unsinnig, wenn Familienangehörige in dem Haus, wo der Patient wohnt, weiterhin rauchen.
In stationären Rehabilitationseinrichtungen wird der Patient für einige Wochen körperlich und seelisch rund um die Uhr auf das Leben »danach« vorbereitet. Hier werden schon Überlegungen angestellt, ob eine stufenweise oder komplette Wiedereingliederung in den ursprünglichen oder – nach Umschulung – einen anderen Beruf möglich ist.

In der Rehabilitationsphase wird geklärt, wie intensiv in Zukunft Sport allein, im Sportverein oder in Rehasportgruppen betrieben werden kann. Sport stärkt die Muskulatur, hilft beim Erlernen von Ersatzbewegungen, vermittelt ein gutes Körpergefühl und stärkt das Selbstbewusstsein. Spät- und Folgeschäden werden durch sportliche Aktivitäten vermieden.

Phase F – Zustandserhaltung, Vorbeugung und Dauerpflege

Der Patient hat die Rehamaßnahmen abgeschlossen. Er lebt zu Hause oder im Pflegeheim. Sein Hausarzt überwacht die Medikamente zur Vorbeugung eines weiteren Schlaganfalls, kontrolliert und korrigiert also die Risikofaktoren. Pflegedienste helfen bei der Versorgung. In Selbsthilfegruppen lernt der Patient, dass er und seine Familie nicht allein gelassen sind. Jeder in einer Familie mit einem Schlaganfallmitglied ist belastet, jeder braucht Rat und Hilfe.

Risikofaktoren behandeln

Die Kosten eines Schlaganfalls (im Schnitt ca. 19 000 Euro im ersten Jahr und ca. 100 000 Euro für das ganze Leben des Betroffenen) sind weit höher als die Kosten der Vorbeugung.
Die Behandlung der Risikofaktoren kann zum einen den ersten Schlaganfall von vorneherein verhindern (Primärprävention) und zum anderen nach einem Schlaganfall dafür sorgen, dass kein weiterer Schlaganfall (der natürlich eine er-

hebliche zusätzliche Behinderung nach sich zieht) auftritt. Die Maßnahmen gehören zur Sekundärprävention. Für beide Probleme gibt es wirksame Behandlungen.

Die meisten Risikofaktoren, also Faktoren, die das Auftreten eines Schlaganfalls begünstigen, sind erkenn- und behandelbar. Nur wenige Risikofaktoren sind nicht zu beeinflussen. Dazu gehören:

→ ALTER Das Schlaganfallrisiko steigt mit dem Alter an. Doch 15% aller Schlaganfälle treten bei Menschen auf, die jünger als 45 Jahre sind.

→ VERERBUNG Auch wenn alle diagnostizier- und behandelbaren Risiken berücksichtigt werden, die ja häufig in Familien wegen ähnlicher Lebens- und Ernährungsgewohnheiten gehäuft vorkommen, ist in Familien mit einem Schlaganfall das Risiko des Schlaganfalls für alle anderen Mitglieder noch erhöht. Schuld daran sind vererbbare Neigungen zu Fettstoffwechselstörungen, Gerinnungserkrankungen oder Störungen des Homocysteinstoffwechsels. Ist das erst einmal in einer Familie erkannt, kann rechtzeitig der Lebensstil so umgestellt werden, dass die vermeidbaren Risiken zu korrigieren sind.

Arteriosklerose

Die Risikofaktoren sind meist Voraussetzung für die Ausbildung einer Arteriosklerose, auch Gefäßverkalkung genannt. Dabei kommt es zu einer krankhaften Umwandlung der Arterienwand mit Verlust der geschmeidigen Innenwand (Intima). Da sie im Verlauf der Erkrankung instabil wird, kann sie aufreißen und Anlass einer Gerinnselbildung sein. Das ist die

Atherothrombose. Davon können Teile losgerissen und verschleppt werden, sodass dann bei Gefäßverschluss im Gehirn der Infarkt entsteht. Es kann aber auch an der Stelle der Atherothrombose das Gerinnsel das Gefäß verschließen. Die Arteriosklerose bildet sich oft an typischen Lokalisationen, z. B. der Aufteilungsstelle der Carotis im Halsbereich oder an den Eingangsstellen der großen Gefäße im Schädelinneren. Am Hals und im Schädel kann die Arteriosklerose mit speziellen Ultraschalluntersuchungen nachgewiesen werden.
Die Arteriosklerose bildet sich vor allem unter dem Einfluss eines hohen Blutdrucks, der Zuckerkrankheit, des Nikotins und von Fettstoffwechselstörungen; allerdings spielen auch genetische Faktoren eine Rolle. Sie alle greifen die zarte Innenhaut des Gefäßes an. Im weiteren Verlauf werden Fett- und Muskelzellen sowie Bindegewebsfasern in die Arterienwand eingelagert, sodass das Gefäß seine Elastizität verliert. Der Gefäßquerschnitt wird enger und behindert die Durchströmung mit Blut. Mit der Duplexsonografie kann man an den arteriosklerotischen Veränderungen der Halsgefäße (Carotiden) schon zu einem sehr frühen Zeitpunkt – weit vor eventuellen neurologischen Symptomen – die mögliche spätere Bedrohung eines Hirninfarkts erkennen. Sie ist also eine sehr sinnvolle Früherkennungsdiagnostik.

Risikofaktorsteigerung

Der Einfluss der einzelnen Risikofaktoren auf das Vorkommen des Schlaganfalls wird gemessen mit der Benennung der Risikofaktorsteigerung. Zigarettenrauchen steigert das Risiko

Behandlung der Risikofaktoren

Korrigierbare Risikofaktoren	Vorgehen
Bluthochdruck	Konsequente Blutdrucksenkung
Blutzucker	Strikte Blutzuckerkontrolle
Herzerkrankungen	Herzrhythmus- und Herzschwächetherapie
Hyperlipidämie	Konsequente Lipidsenkung
Rauchen	Komplette Nikotinentwöhnung
Bewegungsmangel	Fitnessprogramm
Übergewicht	Gewichtsnormalisierung
Verstärkte Gerinnungsneigung	ASS, Clopidogrel, Antikoagulanzien
Orale Antikonzeptiva (Antibabypille), vor allem bei Nikotinkonsum	Andere Verhütungsmethode wählen, Rauchen beenden, Übergewicht abbauen

um das Zwei- bis Dreifache, Bluthochdruck bis um das Zwölffache. Bewegungsmangel und Übergewicht tragen zu den Risikofaktoren Bluthochdruck, Cholesterin und Diabetes mellitus bei und verstärken so noch einmal die Arteriosklerose. Zur Senkung des Risikos muss demnach eine Behandlung der Risikofaktoren ins Auge gefasst werden. Die obenstehende Aufstellung gibt die Ziele der Behandlung an, um bei Vorliegen der modifizierbaren Risikofaktoren die Prognose des Patienten zu verbessern.

Bluthochdruck

Hoher Blutdruck (Hypertonie) ist der häufigste Risikofaktor für Schlaganfälle. 70 % aller Schlaganfallpatienten leiden an hohem Blutdruck. Er belastet die Elastizität der Gefäßwand, vor allem dort, wo das Blut auf Teilungsstellen des Gefäßes brandet (z. B. im Halsbereich an der Carotis). Es gibt einen oberen Wert (systolisch), wenn das Gefäß bei nachlassendem Manschettendruck eröffnet wird, und einen unteren (diastolisch), wenn bei weiter fallendem Manschettendruck das Gefäß ganz eröffnet ist. Der diastolische Blutdruck korreliert direkt mit dem Hirninfarkt- und Hirnblutungsrisiko.

Bei einem Wert von ca. 90 mmHg kann das Risiko mit 1 angenommen werden (also entspricht es dem eines gleichaltrigen gesunden Menschen). Ist der diastolische Blutdruckwert 75, so ist das Schlaganfallrisiko nur noch 1/4, ist der diastolische Wert jedoch 105, steigt das Risiko des Auftretens eines Schlaganfalls auf 3. Nur das Auftreten einer Subarachnoidalblutung ist vom diastolischen Blutdruck unabhängig.

Der normale Blutdruck, der angestrebt werden sollte, liegt bei 120–130/80 mmHg. Er muss regelmäßig gemessen werden, am besten mit einem Gerät zu Hause. Die Investition ist auf lange Sicht Gold wert.

Oft wird über Jahre der Hypertonus nicht erkannt, da er anfangs keine Symptome hervorruft. Auch die Auswirkungen einer Blutdrucktherapie sind nicht sofort spürbar. Das mindert die Kooperation der Patienten, die oft mehr unter den Nebenwirkungen leiden, als dass sie deren Vorteil wirklich erkennen können.

Antihypertonika senken nicht nur den Blutdruck und vermeiden somit die Arteriosklerose, sie haben auch einen günstigen Einfluss auf die Struktur des Herzmuskels, die Pumpfunktion des Herzens, sie senken bei Auftreten eines Herzinfarkts seine Größe, verbessern den klinischen Verlauf nach Infarkten und bessern Herzrhythmusstörungen.
Wird der diastolische Wert um 5 mmHg gesenkt, sinkt das Schlaganfallrisiko um 33 %, wird er sogar um 10 mmHg gesenkt, halbiert es sich. Dabei ist die Differenz von systolischem und diastolischem Wert besonders wichtig. Diese Differenz wird Pulsdruck genannt. Wenn er steigt (vor allem auf mehr als 60 mmHg), steigt das Risiko für Herzinfarkt, Schlaganfall und Tod durch Gefäßerkrankung.

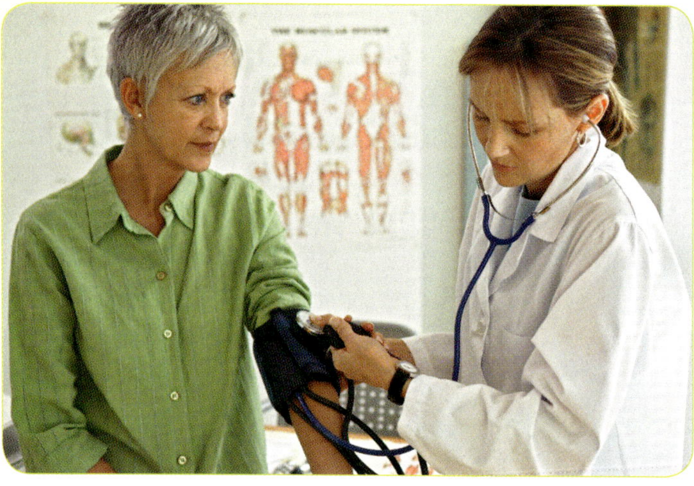

Da hoher Blutdruck ein enormer Risikofaktor für Schlaganfälle ist, sollte regelmäßig gemessen werden – am besten mit einem Gerät auch zu Hause.

Ursachen des Bluthochdrucks

Ursachen sind in erster Linie erhöhtes Körpergewicht, Bewegungsmangel und falsche Ernährung. Schon hier müssen alle Maßnahmen beginnen. Es ist kurzsichtig, bei Nachweis einer Hypertonie nur Medikamente einzunehmen und alle anderen Maßnahmen der Lebensführung zu unterlassen. Mit einem regelmäßigen Bewegungsprogramm kann erreicht werden, dass der Blutdruck deutlich sinkt. Oft lassen sich dadurch Medikamente gänzlich vermeiden, vor allem, wenn eine Bewegungstherapie kombiniert wird mit:

- Gewichtsabnahme
- Nikotinabstinenz
- Ausreichender Flüssigkeitsaufnahme
- Vermeidung von Alkoholmissbrauch
- Einschränkung des Kochsalzkonsums (besonders salzhaltig sind Konserven, Fertiggerichte aus Dosen, Käse, Gewürzmischungen, Käse- und Salzgebäck, Sauerkraut, Fertigpizza, Suppenwürfel und natriumhaltige Mineralwässer)
- Abbau seelischer Belastungen (z. B. durch autogenes Training, Tai-Chi, Jacobsonsches Entspannungstraining)

Natürlich kommt man nicht immer ohne Medikamente aus. Vor allem, wenn der diastolische Wert unter 80 mmHg gesenkt wird, nimmt das Risiko von Herz-Kreislauf-Erkrankungen dramatisch ab. Dieses Ziel muss erreicht werden. Die Risikosenkung durch eine Blutdrucksenkung betrifft nicht nur den Schlaganfall, sondern auch Herzinfarkt und Tod durch irgendeine Gefäßerkrankung. Leiden Patienten an Diabetes und Hypertonie, ist die Blutdrucksenkung noch wichtiger.

Sämtliche Studien mit allen Medikamenten belegen, dass die Wahl des blutdrucksenkenden Präparats weniger entscheidend für die Vermeidung des Schlaganfalls ist als die Tatsache, dass der Blutdruck gesenkt wird. Die Präparateauswahl erfolgt demzufolge vordringlich nach den anderen Erkrankungen des Patienten (z. B. dürfen Patienten mit einer chronisch atembehindernden – einer so genannten obstruktiven – Lungenerkrankung keine Beta-Blocker einnehmen. Es gibt viele weitere Beispiele).

Nicht immer gelingt es, den Blutdruck ausreichend mit einem Medikament zu senken. Dann kann gewechselt werden, oder es wird ein weiteres Präparat eingesetzt. Andere Maßnahmen müssen zusätzlich ergriffen werden, vor allem Gewichtsabnahme, sportliche Betätigung und diätetische Maßnahmen wie z. B. Salzrestriktion. Entspannungsübungen zur Kontrolle des vegetativen Nervensystems können sehr hilfreich sein.

Von großer Bedeutung ist das Blutdruckprofil über 24 Stunden. Der normale Blutdruck sinkt in den späten Nachtstun-

Einteilung der Blutdruckwerte

Kategorie	Systolischer Wert	Diastolischer Wert
Optimal	< 120 mmHg	< 80 mmHg
Normal	< 130 mmHg	< 85 mmHg
Hoch-normal	130 – 139 mmHg	85 – 89 mmHg

den, etwa ab zwei Uhr. Wenn nun bei tagsüber gemessenen Blutdruckwerten ein Bluthochdruck nachgewiesen und eine Therapie zur Blutdrucksenkung eingeleitet wird, kann es vorkommen, dass in den Nachtstunden der Blutdruck zu weit abgesenkt wird. Vor allem Patienten, die an den Hals- oder Hirnarterien einengende Gefäßverkalkungen haben, erfahren dann plötzlich während der drastischen nächtlichen Senkung eine Durchblutungsstörung und wachen morgens mit den Zeichen des Hirninfarkts auf. Diese Patienten mit einem Blutdruckdip kann man Dipper nennen. Es gibt auch Menschen, bei denen nachts der Blutdruck ansteigt (inverse Dipper). Sie sind besonders von nächtlichen Hirnblutungen bedroht. Eine 24-Stunden-Blutdruckmessung deckt diese Probleme auf. Bei jedem Patienten mit einer notwendigen Blutdrucktherapie sollte einmal vor und einmal nach Blutdruckeinstellung eine Langzeitmessung durchgeführt werden.

Das Dilemma der möglichst ausreichenden Blutdrucksenkung zur Vermeidung des Fortschreitens der Arteriosklerose und der Notwendigkeit, den Blutdruck bei Patienten mit Gefäßstenosen nicht zu weit zu senken, kann gelöst werden, indem bei allen Patienten mit Arteriosklerose (bzw. Risikofaktoren für Gefäßerkrankungen) vor Beginn der Therapie eine Ultraschalluntersuchung der Halsgefäße durchgeführt wird. Diese deckt Arteriosklerose auf. Weiterhin soll durch den Patienten der Blutdruck regelmäßig zu Hause gemessen werden (täglich, anfangs dreimal).

Da eine zu drastische oder zu schnelle Blutdrucksenkung bei Patienten mit Gefäßstenosen Durchblutungsstörungen wie

TIAs (siehe Seite 6) auslösen kann, sollten bei jedem Patienten, bei dem eine andauernde Blutdrucksenkung angestrebt wird, zum einen die Gefäßverhältnisse an den Halsarterien durch Ultraschalluntersuchungen geklärt sein und zum anderen die Blutdrucksenkung langsam erfolgen.

Hypercholesterinämie

Hohe Cholesterinwerte sind mehr ein direkter Risikofaktor für Herzinfarkt als für Schlaganfälle, aber über sie unmittelbar mit ihnen verbunden. Cholesterin ist ein wichtiger Partner für viele Körperstoffwechselvorgänge. Von Hypercholesterinämie spricht man ab Werten von 200 mg %. Es wird dann an den Plaques in die Gefäßwände eingebaut und trägt zu deren Verhärtung bei. Das Risiko für einen Herzinfarkt ist bei einem Cholesterinwert von 300 mg % viermal so groß wie bei 200 mg %. Patienten mit Hypercholesterinämie haben oft weitere Gefäßrisikofaktoren.
Neben dem Gesamtcholesterin gibt es zum einen das HDL (high density lipoprotein), dessen Wert über 55 mg % liegen soll. Es hat gefäßschützende Eigenschaften und wird daher gutes Cholesterin genannt. Zum anderen gibt es das LDL (low density lipoprotein), dessen Wert unter 130 mg % liegen soll. Es schädigt die Gefäßwand und wird schlechtes Cholesterin genannt. Es gibt in den Labormessungen noch die Triglyzeride, die aus Zucker und Alkohol gebildet werden. Vor allem bei erhöhten Triglyzeridwerten ist Alkoholkonsum gefährlich.
Erste Maßnahme ist die diätetische Einstellung. Tierische Fette müssen weniger aufgenommen werden, pflanzliche Öle

sind vorzuziehen. Sie sind reich an ungesättigten Fettsäuren. Vollkornprodukte, Salat, Gemüse und Obst sollen täglicher Bestandteil der Nahrung sein. Vollkornnudeln und Naturreis sind vorzuziehen. Bei Tisch sind Mäßigung und die Qualität genießen angesagt – draußen gut zu Fuß und nicht den Kreislauf überfordern. Blitzdiäten sind absolut unsinnig, sie fördern die Sehnsucht nach dem gewohnten Essen (Jo-Jo-Effekt). Man sollte nicht mehr als ein halbes Kilogramm pro Woche abnehmen und muss sein Normalgewicht anstreben. Diese Maßnahmen führen garantiert zur erwünschten Gewichtsabnahme bei Übergewicht (Adipositas, Fettsucht).
Es gibt Zielwerte, die unter der Therapie angestrebt werden sollen: Menschen, die keine anderen Risikofaktoren haben, sind bis zu einem Gesamtcholesterinwert von 240 mg/dl weitgehend aus der Gefahrenzone; haben sie weitere Risikofaktoren, muss der Wert unter 200 mg/dl liegen. Das LDL soll auf unter 160 mg% gesenkt werden. Leidet die Person an einer Familienanamnese für Fettstoffwechselstörungen oder raucht sie, hat sie Bluthochdruck oder die Zuckerkrankheit oder ist das HDL kleiner als 40 mg%, muss das LDL auf unter 130 mg% gesenkt werden – vor allem, wenn zwei dieser Bedingungen erfüllt sind. Wenn all das nicht ausreicht, um die Cholesterinwerte zu senken, müssen cholesterinsenkende Medikamente eingenommen werden. Im Allgemeinen wird zuerst zu den so genannten Statinen gegriffen. Sie senken das Risiko eines erneuten Schlaganfalls nach einem bereits erfolgten um 20 bis 30% und sind auch wirksam, wenn es noch nicht zu einem Schlaganfall gekommen ist.

Diabetes mellitus (Zuckerkrankheit)

Der im Alter erworbene Diabetes (Diabetes Typ 2) ist eine Stoffwechselkrankheit und kann unbehandelt zu Herzinfarkt und Schlaganfall führen; vor allem, wenn er zusammen mit Fettsucht (Adipositas), Fettstoffwechselstörungen (Dyslipoproteinämie, Hypercholesterinämie) und Bluthochdruck (Hypertonie) auftritt. Genetische Vorbelastung, Thromboseneigung der Venen und Lebensstil (wenig Bewegung) spielen eine zusätzliche Rolle. 15 % der über 65-jährigen Deutschen haben einen Diabetes. Sie haben ein zwei- bis dreifach erhöhtes Schlaganfallrisiko. Diabetes Typ 1 ist der jugendliche, meist insulinabhängige Diabetes.
Der Diabetes mellitus hat neben der Steigerung des Schlaganfallrisikos weitere verheerende Folgen: Er betrifft die Netzhautgefäße und führt zur Sehverschlechterung bis zur Blindheit; er greift die Nierengefäße an, die schwer erkranken (bis zur Notwendigkeit einer Dialyse); er ist auch Ursache der Demenz durch Befall der kleinen Hirngefäße mit vielen kleinen Hirninfarkten (Lakunen), die in der Summe wesentliche Teile des Gehirns zerstören. Diabetes betrifft auch die Gefäße der Beine und Arme, die bei Belastung nicht ausreichend Blut erhalten (Schaufensterkrankheit).

Erhöhtes Schlaganfallrisiko

Jeder achte Diabetiker stirbt am Schlaganfall; damit ist das Risiko, an einem Schlaganfall zu sterben, dreimal so hoch wie beim Normalmenschen. Drei Viertel aller Diabetiker sterben an Gefäßkrankheiten. Der Altersdiabetes entsteht vor allem

bei übergewichtigen Personen. Er wird über lange Zeit nicht bemerkt, die Arteriosklerose entwickelt sich aber schneller und früher als bei Stoffwechselgesunden.
Der Diabetes entsteht, weil nicht genug Insulin aus der Bauchspeicheldrüse zur Verfügung gestellt wird, um den anfallenden Zucker dem Körper zur Verfügung zu stellen. Ein großer Teil des Zuckers verbleibt dann im Blut und unterstützt die Ausbildung der Arteriosklerose. Der Zuckerwert im Blut gibt einen wichtigen Hinweis: Vor dem Frühstück (Ärztejargon: im Nüchternzustand) soll er unter 120 mg % sein und nach dem Essen nicht über 180 mg % liegen.
Der Nachweis einer Zuckerkrankheit ist einfach mit einer Blutanalyse zu führen. Ist der Blutzuckerwert im Nüchternzustand unter 110 mg/dl, hat man keinen Diabetes, liegt er bei 110 bis 125, ist man gefährdet, beträgt er mehr als 125, liegt zumindest ein latenter Diabetes mit geringerer Glukosetoleranz vor. Man spricht von manifestem Diabetes, wenn bei zweimaligen Messungen der Nüchternblutzucker über 140 mg % bestimmt wird. Das Stadium der »Gefährdung«, also der Prädiabetes, ist charakterisiert durch eine verstärkte Ausschüttung des Insulins, das ja den Blutzuckerhaushalt kontrolliert. Später erschöpft sich die Produktion in der Bauchspeicheldrüse (Pankreas), und der Diabetes hat sich endgültig zur festen Erkrankung entwickelt. Kleine und große Gefäße erkranken an Arteriosklerose, besonders auch bei Vorliegen anderer Risikofaktoren.
Die Bedeutung des Blutzuckers für Schlaganfallpatienten ergibt sich auch aus der Tatsache, dass Patienten mit einem

hohen Zuckerwert bei Aufnahme eine wesentlich schlechtere Prognose haben, als wenn der Blutzuckerwert niedrig ist. Die Senkung des erhöhten Blutzuckerwerts auf Normalwerte, nicht darunter, hat zusätzlich günstige Effekte auf den Blutdruck, und zwar schon in den ersten 24 Stunden. Auch hat die langfristige Blutdrucksenkung bei Diabetikern einen besonders günstigen Effekt auf die Vermeidungsrate des Todes durch Herzinfarkt und Schlaganfall.

Ist der Diabetes gut eingestellt, sind Lebensqualität und Lebenserwartung weitgehend normal. Ist er schlecht eingestellt, werden alle Organe und eben auch das Gehirn geschädigt. Normalisierung des Körpergewichts, Vermeiden von Zucker, Fett und Alkohol, Anpassung der Nahrungszufuhr an den Kalorienbedarf (also eine Ernährungstherapie), ausreichende körperliche Aktivität sind die ersten Maßnahmen. Werden sie konsequent eingehalten, kann oft die Medikamenteneinnahme mit oralen Antidiabetika oder Insulin verhindert werden.

Wenn Patienten mit einem Schlaganfall in eine Klinik eingeliefert werden, muss u. a. zuerst der Blutzuckerspiegel gemessen werden. Eine überhöhte Konzentration (nicht eingenommene Medikamente) führt zur Bewusstlosigkeit und kann somit einen Hirnstamminfarkt imitieren. Ein erniedrigter Spiegel (Insulin gespritzt, aber vergessen zu essen) kann neben der Bewusstlosigkeit neurologische Symptome wie bei einem Hirninfarkt auslösen, die unter Normalisierung des Blutzuckerspiegels sofort verschwinden. Erniedrigte Blutzuckerkonzentrationen rufen auch epileptische Anfälle hervor.

Übergewicht

Übergewicht (Adipositas) ist eine über das Normalmaß hinausgehende Vermehrung des Körperfetts. Diese chronische Krankheit geht mit einer erhöhten Sterblichkeit einher. 60 % aller Deutschen haben Übergewicht. Die Zunahme bei Jugendlichen seit einigen Jahren ist erheblich. Ursache sind vor allem Lebensstil (Überernährung, Bewegungsmangel) und genetische Disposition.
Berechungsgrundlage ist der Körpermassenindex (Bodymass-Index), dem Quotienten aus Gewicht und Körpergröße in m^2:

$$\frac{\textbf{Körpergewicht in kg}}{\textbf{Körpergröße in m zum Quadrat}}$$

Die Weltgesundheitsorganisation (WHO) hat anhand des BMI eine Klassifikation des Gewichts vorgenommen:

Der BMI und seine Bedeutung

Kategorie	BMI	Risiko für Erkrankungen
Untergewicht	< 18,5	Niedrig
Normalgewicht	18,5 – 24,9	Durchschnittlich
Übergewicht	> 25,0	Erhöht
Präadipositas	25,0 – 29,9	Gering erhöht
Adipositas Grad 1	30,0 – 34,5	Erhöht
Adipositas Grad 2	34,5 – 39,9	Hoch
Adipositas Grad 3	> 40	Sehr hoch

Das Verteilungsmuster des Fetts beeinflusst das Risiko für Stoffwechselkrankheiten und Herz-Kreislauf-Erkrankungen, somit auch den Schlaganfall. Die Fettmasse im Bauchbereich kann durch Messung des Taillenumfangs in etwa erfasst werden. Wenn bei Frauen der Taillenumfang größer als 88 Zentimeter und bei Männern größer als 102 Zentimeter ist, liegt eine abdominelle Adipositas vor. Die viszerale Fettmasse (am Bauch) korreliert mit Insulinresistenz (die zum Diabetes mellitus führt), Fettstoffwechselstörungen und Herzkranzgefäßverengung.
Es gibt eine enge Korrelation zwischen Diabetes und erhöhtem BMI. Ab einem BMI von 27 nimmt die Häufigkeit von Herz-Kreislauf-Erkrankungen (und somit auch Schlaganfall) und Krebserkrankungen zu.
Adipositas geht oft mit Bluthochdruck, Diabetes und erhöhtem Cholesterinspiegel einher und verstärkt deren Risiko-

Definition des metabolischen Syndroms

Abdominelle Adipositas	Taillenumfang Frauen > 88 cm Taillenumfang Männer > 102 cm
Erhöhte Triglyzeride (nüchtern)	> 150 mg %
Niedriges HDL-Cholesterin (nüchtern)	Männer < 40 mg % Frauen < 50 mg %
Bluthochdruck	> 130/85 mmHg
Nüchternblutzucker	> 110 mg %

potenzial. Diese Kombination nennt man metabolisches Syndrom, das Arteriosklerose fördert.

Kampf den Pfunden!

In Deutschland wird immer noch zu viel, zu fett, zu süß und zu salzig gegessen.

Übergewicht muss gesenkt werden durch:

→ Diätetische Maßnahmen mit ausgewogener Ernährung (wenig Fettgehalt, viele Ballaststoffe und viel Wasser)

→ Bewegungssport (Ausdauersport wie Schwimmen, Joggen, Wandern, Walken; jedoch nicht Leistungssport, der den Blutdruck ständig an die oberen Grenzen führt und dann in der Erschöpfungsphase ins Bodenlose abfallen lässt)

Die Gewichtsstabilisierung muss langfristig erfolgen. Alle drastischen Maßnahmen (Gewichtsnormalisierung in zwei Wochen) sind Unsinn.

Zudem gibt es eine unterstützende medikamentöse Therapie und chirurgische Maßnahmen (inneres Magenband, Gastroplastik).

Rauchen

Nikotinmissbrauch ist ohne Zweifel auch massives Gift für die Gefäße, vor allem die Gefäßinnenhaut. Der Blutdruck steigt an, die Gefäße ziehen sich unter Nikotineinfluss zusammen (und senken so die Durchblutung) und verlieren ihre Elastizität, die Herzschlagrate steigt. Kohlenmonoxid aus dem Rauch behindert den Transport von Sauerstoff, der dann dem Gehirn fehlt.

Die Zunahme der Nikotinabhängigkeit bei jüngeren Menschen ist Grund für die Arteriosklerose dieser Altersgruppe und trägt zu deren höherem Schlaganfallaufkommen bei. Das Schlaganfallrisiko der Raucher ist um den Faktor 2 (14 Zigaretten regelmäßig pro Tag) bis 4 (25 Zigaretten pro Tag) gegenüber Nichtrauchern erhöht. Mit weiteren Risikofaktoren wird das Risiko drastisch gesteigert. So steigt das Risiko des »Nurrauchers« vom ca. Dreifachen auf das Zwölffache, wenn er zusätzlich Bluthochdruck hat, und auf das 20-fache, wenn er zusätzlich an Diabetes mellitus oder Fettstoffwechselstörungen leidet.
Wenn man mit dem Rauchen aufhört, sinkt nach wenigen Jahren das Risiko für einen Schlaganfall auf das Niveau eines Nichtrauchers. Jeder kann aufhören zu rauchen, z. B. mit ärztlicher Hilfe oder Beratung durch die Krankenkassen.

Alkohol

Mehr als ein Glas Rotwein am Tag ist zu viel und lässt das Schlaganfallrisiko steigen. Maximal 25 Gramm Alkohol (ein halber Liter Bier oder ein Viertel Liter Wein) sind für Männer gerade noch tragbar, für Frauen jedoch schon zu viel.

Orale Antikonzeptiva

Schwangerschaft erhöht das Schlaganfallrisiko um das 13fache, vor allem durch den erhöhten Blutdruck und die Gerinnungssteigerung. Nach der Entbindung steigt das Risiko der Venenthrombose, auch der Hirnvenen, oft durch mangelhafte Flüssigkeitsaufnahme.

Auch die Antibabypille lässt das Schlaganfallrisiko ansteigen und trägt zu der Tatsache bei, dass mehr und mehr junge Frauen Hirninfarkte erleiden, vor allem, wenn sie zusätzlich rauchen oder an Bluthochdruck leiden. Insbesondere Frauen über 35, die rauchen und die Antibabypille nehmen, haben ein hohes Schlaganfallrisiko. Dieses wird durch Fettsucht, Zuckerkrankheit und Bluthochdruck noch potenziert. Bei moderneren Pillen mit einem geringeren Östrogenanteil als frühere Präparate ist das Schlaganfallrisiko nicht mehr so drastisch erhöht.

Frauen, die orale Antikonzeptiva einnehmen, haben ein erhöhtes Risiko für Venenthrombosen – auch im Kopf. Dieses gilt insbesondere, wenn angeborene Gerinnungsstörungen wie die APC-Resistenz vorliegen.

Beste Alternative ist die Wahl einer anderen Verhütungsmethode und das Aufgeben des Rauchens.

Gefäßentzündungen

Bestimmte Gefäßentzündungen (Vaskulitiden) können durch die Veränderungen an der Gefäßwand dort Thrombozytenaggregate bilden, die dann Embolien mit Hirninfarkten verursachen. Diese Gefäßentzündungen sind entweder Erkrankungen, die aus dem rheumatischen Krankheitsgebiet kommen, oder erregerbedingte Erkrankungen wie beispielsweise die Borreliose (eine Zeckenkrankheit) oder auch bestimmte Geschlechtskrankheiten (Syphilis). Auch das trifft junge Menschen. Für alle Gefäßentzündungen gibt es Behandlungsmaßnahmen.

Homocystein

Dabei handelt es sich um einen körpereigenen Eiweißbaustein, der Gefäßzellen schädigen und die Arteriosklerosebildung fördern kann. Die Homocysteinerhöhung kommt vor allem bei älteren Menschen zusammen mit einem Vitamin-B6- und B12- und einem Folsäuremangel vor. Deren Substitution stellt auch die Therapie dar. Selten ist der Homocysteinmangel vererbt und führt bei jungen Patienten zu Schlaganfällen.

Andere Gefäßerkrankungen

Manchmal kommt es aufgrund einer angeborenen Schwäche der Gefäßwand mit einem Einriss der inneren Wandschicht zum Bluteintritt in die Gefäßwand, meist an der Arteria carotis im Halsbereich. Dieser Wandabschnitt wird dann in der Dicke zunehmen und den Gefäßquerschnitt nach innen einengen. Dies nennt man Dissektion. Auch hier bilden sich Thrombozytenaggregate oder gar Thrombosen, die Hirninfarkte auslösen können. Es kommt vor, dass diese Wandeinrisse nach Manipulationen auftreten wie extremen gymnastischen Übungen, Schleudertraumen, Handkantenschlägen auf den Hals oder Manipulationen im Halsbereich durch chiropraktische Manöver.

Gefäßmissbildungen (Blutschwämme) können nicht nur einreißen und Anlass von Blutungen sein, sondern auch in ihrem Inneren durch unregelmäßigen verwirbelnden Blutfluss Anlass der Bildung von Thrombozytenaggregaten sein, die in das Gehirn verschleppt werden.

Gerinnungserkrankungen

Es gibt angeborene Gerinnungserkrankungen, die zur Thrombenbildung führen. Dazu gehört z.B. die Faktor-V-Leiden-Mutation oder die aPC-Resistenz, ein Mangel an bestimmten Gerinnungseiweißen (Eiweiß = Protein) wie Protein C oder Protein S. Diese Faktoren bringen die sensible ständig regulierte Auflösung der Gerinnsel durch das Fibrinolysesystem aus dem Gleichgewicht, sodass die Tendenz zur Gerinnungssteigerung wächst. Mit Blutuntersuchungen sind diese Auffälligkeiten nachweisbar.
Einen weiteren Risikofaktor stellt das Fibrinogen dar, ein Akutphaseprotein, dessen Konzentration und Aktivität bei Ereignissen, die das Stoffwechselgleichgewicht stören (Entzündungen, Operationen, Herz- oder Hirninfarkt), schnell ansteigen. Eine Erhöhung des Fibrinogens steigert die Thrombosebildung. Es erhöht die Blutviskosität (Fließfähigkeit), steigert die Verklumpung der roten Blutkörperchen und behindert somit die Durchblutung in den kleinen Gefäßen. Fibrinogen ist ein Risikofaktor für Herz- und Hirninfarkt. Nikotinmissbrauch, orale Kontrazeptiva und körperliche Inaktivität steigern den Fibrinogengehalt, ihre Korrektur senkt den Spiegel.

Migräne

Nur selten kommt es bei Migräneanfällen zur ausgeprägten Durchblutungsstörung auf der Hirnoberfläche, sodass ein Hirninfarkt mit dauerhaften Symptomen entsteht. Meist gehen die Folgen der Veränderung an der Hirnoberfläche (Cortex), nämlich die neurologischen Ausfälle wie Sprach-

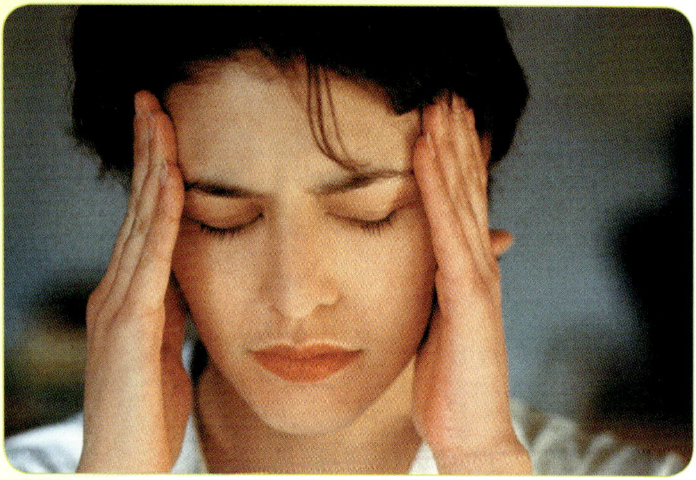

Migräne bedeutet quälendes Hämmern im Kopf. Sie tritt in mehr als 20 Unterformen in Erscheinung. Hier die typische Haltung einer Patientin mit Migräne während der Schmerzattacke.

störung, Taubheit oder Schwäche einer Hand, Halbseitengesichtsfelddefekt oder Flimmern vor den Augen, innerhalb weniger Minuten (oder selten Stunden) zurück. Sie entwickeln sich auch nicht abrupt in ganzer Ausprägung, sondern entstehen langsam, fortschreitend und um sich greifend: erst die Sehstörung (Flimmern, Gesichtsfeldeinschränkung), dann die Gefühlsstörung am Arm (seltener Bein), dann Lähmung (erst Arm, dann Bein), dann eventuell die Schwierigkeit des Wortausdrucks (motorische Aphasie). Diese Phänomene bei Migräne werden unter dem Begriff Aura zusammengefasst; es handelt sich um eine Migräne mit Aura. Hier muss das Gehirn nicht immer wieder mit einem CCT oder MRT dargestellt werden. Eine Prophylaxe mit ASS ist nicht erforderlich.

Manchmal bleibt die Migräne auf ein Symptom beschränkt, also z. B. eine isolierte Sprachstörung, die von Kopfschmerzen gefolgt ist. Die Kopfschmerzen sind ein wichtiges Abgrenzungskriterium gegen den Hirninfarkt. Blutung (mit Kopfschmerzen) und nur kurzzeitige Aphasie – das ist eine Rarität. Man kann also schon eine gewisse Sicherheit in der klinischen Zuordnung der Symptome bekommen, wenn man exakt hinsieht. Nicht übersehen werden darf allerdings, dass wiederholt gleichartig ablaufende Migräneattacken auf eine Gefäßmissbildung im Gehirn hinweisen können.
Wenn Migränepatienten allerdings neurologische Ausfälle angeben, die jeweils länger als 30 Minuten dauern, muss ein MRT angefertigt werden, da nun ein Migräneinfarkt vorliegen kann. Lässt sich ein Gewebedefekt im MRT nachweisen oder kommen Attacken dieser Dauer mehr als dreimal in der Anamnese (auch ohne krankhaften Befund im MRT) vor, ist nach einer Bilddarstellung des Gehirns eine Prophylaxe mit ASS sinnvoll.
Patienten mit einem Migräneinfarkt benötigen eine Dauertherapie mit ASS oder einem anderen Aggregationshemmer, ansonsten wird es bei der Migränetherapie nur zur Attacke gegeben. Zur medikamentösen Dauerprophylaxe der Migräne mit Aura dürfen nicht alle Substanzen, die ansonsten als Vorbeugung einzunehmen sind, verwendet werden.

Weitere Risikofaktoren

Sie sind in einem früheren Schlaganfall, höherem Alter, familiärer Belastung und männlichem Geschlecht zu sehen.

Thrombozytenfunktionshemmer und Antikoagulanzien

Thrombozytenfunktionshemmer (»Plättchenhemmer«) senken die Neigung der Plättchen, zu verklumpen und Gerinnsel zu bilden, die ansonsten nach Ablösen an der Entstehungsstelle Gefäße verschließen, und zwar nicht nur im Gehirn, sondern auch beispielsweise im Bein (periphere arterielle Verschlusskrankheit). Sie werden bei fast allen Patienten mit Hirninfarkt eingesetzt.

Antikoagulanzien hemmen ebenfalls die Bildung von Blutgerinnseln, allerdings vor allem im Herzen und in den Venen. Entsteht also ein Schlaganfall durch Verschleppung eines Gerinnsels aus dem Herzen, werden Antikoagulanzien zur Verhütung weiterer Hirninfarkte verwendet. Schlaganfälle können auch entstehen (vor allem bei jüngeren Patienten ist daran zu denken), wenn ein üblicherweise nach der Geburt nicht verschlossenes rundes Loch (lateinisch: foramen ovale) in der Herzscheidewand (lateinisch: septum) nicht verschlossen wird und ein offenes foramen ovale bestehen bleibt. Dann können Gerinnsel aus den Beinvenen (Beinvenenthrombose) in das rechte Herz gelangen, dort durch das offene foramen in die linke Herzhälfte kreuzen, in das Gehirn einfließen und dort einen Hirninfarkt hervorrufen. Auch bei diesen Patienten werden Antikoagulanzien eingesetzt. Anfangs nimmt man Heparine, die in eine Vene (intravenös = i.v.) oder unter die Haut (subcutan = s.c.) gespritzt werden müssen, später Substanzen wie Marcumar als Tablette. Diese müssen mit regelmäßigen Kontrollen der Blutgerinnung hinsichtlich ihrer Dosis überprüft werden, da sie einerseits eine optimal hohe Gerinnungshemmung verursachen sollen, aber andererseits bei zu hoher Dosierung Blutungen am Körper (spontan, nach Stürzen, Prellungen usw.) und im Gehirn auslösen können. Marcumar wirkt über die Hemmung von Vitamin K, das für die Gerinnung wichtig ist. Deshalb muss der Patient genau informiert sein, welche Nahrung er zu sich nehmen soll. Isst er beispielsweise viel (!) Spinat, der Vitamin K enthält, schwächt das die Wirkung, isst er aus Vorsorge Vitamin-K-frei, führt das bei nicht adaptierter Marcumareinnahme zur Verstärkung des Blutungsrisikos. Also sind die Gerinnungskontrollen, die im »Marcumarpass« eingetragen werden, sehr wichtig.

Die soziale Versorgung

Die Pflegeversicherung leistet finanzielle Unterstützung, falls Pflegebedürftigkeit besteht. Pflegebedürftigkeit bedeutet, dass der Betroffene für gewöhnliche und regelmäßig wiederkehrende Verrichtungen der Körperpflege, Ernährung, Mobilität und Versorgung im Haushalt für voraussichtlich mindestens sechs Monate auf fremde Hilfe angewiesen ist. Die Pflegeversicherung strebt an, die häusliche Versorgung zu betonen, da u. a. die vertraute Umgebung den Genesungsverlauf günstig beeinflusst. Die Höhe der Leistung richtet sich nach der Pflegestufe, die nach dem Ausmaß der Bedürftigkeit in drei Stufen eingeteilt wird:

Pflegestufe I Diese Stufe betrifft Personen, die einmal pro Tag Hilfe bei mindestens zwei Verrichtungen der Körperpflege, Ernährung oder Mobilisation und mehrfach wöchentlich Hilfe bei hauswirtschaftlichen Verrichtungen benötigen.
Pflegestufe II Der Betroffene benötigt dreimal täglich zu verschiedenen Zeiten Hilfe bei Körperpflege, Ernährung oder Mobilisation und mehrfach in der Woche Hilfe bei hauswirtschaftlichen Verrichtungen.
Pflegestufe III Der Betroffene benötigt bei Körperpflege, Ernährung oder Mobilisation rund um die Uhr Hilfe und zusätzlich ständige Hilfe bei hauswirtschaftlichen Verrichtungen.

Die Einstufung erfolgt durch den medizinischen Dienst der Krankenversicherungen nach Untersuchung des Patienten und Überprüfung der häuslichen Verhältnisse.
Die Krankenversicherungen zahlen auch für andere Hilfsmittel wie Verbrauchsmittel, Gehhilfen und Pflegebetten. Erforderliche Umbauten für die Wohnung zur behindertengerechten Anpassung können beim Sozialamt beantragt werden.
Die Krankenkasse leiht Pflegehilfsmittel aus.
Es gibt die Möglichkeit, Ersatzpflegekräfte bei der Krankenkasse zu beantragen, beispielsweise für die Urlaubszeit der Pflegekraft. Für Angehörige, die den Patienten zu Hause pflegen und dabei mehr als 14 Stunden pro Woche aufwenden, zahlt die Pflegeversicherung einen Teil in die gesetzliche Krankenversicherung. Die Betroffenen dürfen aber nur einer bestimmten Stundenzahl pro Woche einer Erwerbstätigkeit nachgehen.

Das Versorgungsamt

Es stellt einen Schwerbehindertenausweis aus und ermöglicht somit z. B. Erleichterungen beim Parken und der Nutzung öffentlicher Verkehrsmittel. Dort können auch Wohngeld sowie ein Wohnberechtigungsschein beantragt werden.

Weitere Erleichterungen

Haushaltshilfen können beim Finanzamt steuerlich abgesetzt werden, es gibt Freibeträge beim Lohnsteuerjahresausgleich. Die Kraftfahrzeugsteuer kann reduziert werden, es gibt eine Befreiung von den Rundfunk- und Fernsehgebühren, das Altersruhegeld kann vorgezogen werden. Für Laien werden Kurse zur häuslichen Krankenpflege angeboten.
Eine wesentliche Hilfe stellen die ambulanten Pflegedienste dar. Sie beraten, arbeiten in der häuslichen Kranken- und Altenpflege, behandeln medizinisch nach ärztlicher Verordnung, unterstützen Angehörige in der Pflege und helfen im Haushalt. Diese Leistungen werden erbracht von Diakonie- und Sozialstationen und privaten Pflegediensten. Die Adressen gibt es in Krankenhäusern und bei den Krankenversicherungen.

Der Hausarzt

Ihm kommt bei der Betreuung des Schlaganfallpatienten eine wichtige Rolle zu. Er klärt beispielsweise die Familie über Medikamente auf, erläutert die Bedeutung und Häufigkeit von Nebenwirkungen. So wirken manche für die Behandlung der

Risikofaktoren notwendigen Substanzen z.B. potenzmindernd, sodass die Wiederaufnahme eines erfüllten Sexuallebens (das die Rehabilitation stark unterstützt) behindert werden kann. Da die sexuellen Bedürfnisse durch die meisten Schlaganfälle nicht gemindert werden, müssen auch praktische Ratschläge für den partnerschaftlichen Umgang gegeben werden. Bei Zuständen nach Hirnblutungen, die ja durch körperliche Anstrengung ausgelöst werden können, muss zur Vermeidung von Rezidivblutungen der Blutdruck optimal eingestellt werden (hier hilft die Dokumentation des täglich gemessenen Blutdrucks durch den Patienten oder seine Angehörigen).
Der Hausarzt berät auch bezüglich der Sicherheit bei Urlaubsreisen, z.B. mit dem Flugzeug. Die Druckeinstellung in der Flugzeugkabine fördert die Entstehung von Thrombosen, sodass hier eine Beratung für Vorsorgemaßnahmen erforderlich ist. Große Höhen (über 2500 Meter) können das Herz und die Lunge belasten, hohe Temperaturen belasten den Flüssigkeitshaushalt, Tauchen gefährdet die Sauerstoffversorgung des Gehirns.

Selbsthilfegruppen

Schlaganfall-Selbsthilfegruppen sind sowohl für Schlaganfallpatienten als auch für deren Angehörige da. Betroffene helfen sich gegenseitig mit nützlichen Tipps, z.B. zur Bewältigung alltäglicher Schwierigkeiten, oder bei der Beantragung von Hilfsmitteln, schließen sich zu Sportgruppen zusammen, tauschen Erfahrungen aus und unternehmen gemeinsam etwas. Weiterhin gibt es Fachvorträge, beispielsweise von Ärzten oder Krankengymnasten, in denen die Patienten und ihre Angehörigen wichtige Neuheiten in diesen Bereichen erfahren.

Für Betroffene und Angehörige

Die Selbsthilfegruppen haben darüber hinaus einen ganz besonderen Wert, da sie bei der Korrektur der Risikofaktoren wie Bewegungsmangel, Bluthochdruck, Fettstoffwechselstörungen und Zuckerkrankheit intensive Information vermitteln können und vor allem den Patienten in der Korrektur dieser Risikofaktoren unterstützen. Da dies sehr zeitaufwändig ist, kann diese Arbeit vom Hausarzt nicht geleistet werden. Und weil die Beratung umfassend ausfallen muss, sind Familienangehörige häufig überfordert. Auch diese Familienangehörigen Betroffener bekommen von der Selbsthilfegruppe Unterstützung.

Jeder Patient mit einem weniger gravierenden Schlaganfall sollte daher einer Selbsthilfegruppe beitreten. Selbsthilfegruppen sind auch eine ganz wesentliche Unterstützung zur Vermeidung eines Schlaganfalls bei gefährdeten Familienangehörigen.

Eine Liste der mehr als 420 Schlaganfall-Selbsthilfegruppen in Deutschland, die mit der Stiftung Deutsche Schlaganfall-Hilfe zusammenarbeiten, gibt es bei der Stiftung Deutsche Schlaganfall-Hilfe (z. B. im Internet unter www.schlaganfall-hilfe.de).

Stiftung Deutsche Schlaganfall-Hilfe
Carl-Bertelsmann-Str. 256
33311 Gütersloh
Tel.: 0 18 05/09 30 93
Fax: 0 18 05/09 40 94
E-Mail: info@schlaganfall-hilfe.de
Internet: www.schlaganfall-hilfe.de

Bundesverband Aphasie e. V.
Wenzelstr. 19
97084 Würzburg
Tel.: 09 31/2 50 13 00
Fax: 09 31/25 01 30 39
E-Mail: info@aphasiker.de
Internet: www.aphasiker.de

Deutsche Gesellschaft für Neurologie
Wenn Sie sich sich über die neuesten Behandlungsempfehlungen für den Schlaganfall informieren möchten, können Sie die Internetseite der Deutschen Gesellschaft für Neurologie unter www.DGN.org aufrufen.

Register

Über dieses Buch/Impressum

Über den Autor

Prof. Dr. Alexander Hartmann studierte in Würzburg und Heidelberg und ließ sich in Heidelberg und Houston/Texas zum Neurologen ausbilden. Seit 1983 ist er Professor für Neurologie an der Universität Bonn. Seine klinischen und wissenschaftlichen Schwerpunkte liegen in der Akutversorgung von Schlaganfallpatienten, der Vorbeugung von Gefäßerkrankungen des Gehirns sowie der Behandlung von Patienten mit gefäßabhängigen Demenzen und Kopfschmerzen.

Bildnachweis

Prof. Dr. med. Alexander Hartmann: 2, 7, 10, 16/17, 19, 36, 56, 71; docstock, Stuttgart: 60/61 (Bruno Schneyer); Getty Images, München: 102 (Riser/Stuart Hughs); Mauritius Images, Mittenwald: 86 (Workbookstock.com); Medicalpicture, Köln: 4, 46 (N. N.); Picture Alliance, Frankfurt/M.: 42/43 (dpa-Report/Wolfgang Thieme)

Hinweis

Die Ratschläge/Informationen in diesem Buch sind von Autor und Verlag sorgfältig erwogen und geprüft, dennoch kann eine Garantie nicht übernommen werden. Eine Haftung des Autors bzw. des Verlags und seiner Beauftragten für Personen-, Sach- und Vermögensschäden ist ausgeschlossen.

Impressum

Projektleitung Sabine Gnan, Dr. Harald Kämmerer
Gesamtproducing v|Büro – Jan-Dirk Hansen, München
Layout Christian Weiß, München
Redaktion Text & Form – Nicola von Otto
Bildredaktion Dietlinde Orendi
Korrektorat Susanne Langer
Umschlaggestaltung und Konzeption R. M. E. Eschlbeck / Kreuzer / Botzenhardt
Druck und Verarbeitung Těšínská Tiskárna, a. s., Český Těšín

Printed in Czech Republic

Gedruckt auf chlor- und säurearmem Papier

ISBN 978-3-517-08282-0
9817 2635 4453 6271